治未病工程系列丛书

儿童四时节令保健

主编 姜永红 马 杰

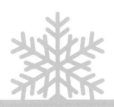

U0397196

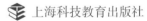

上海科技教育出版社

图书在版编目(CIP)数据

儿童四时节令保健/姜永红,马杰主编. —上海:上海科技教育出版社,2022.7

ISBN 978-7-5428-7700-0

Ⅰ.①儿… Ⅱ.①姜… ②马… Ⅲ.①儿童—保健—基本知识 Ⅳ.①R179

中国版本图书馆CIP数据核字(2022)第031400号

责任编辑 蔡 婷
封面设计 李梦雪

治未病工程系列丛书

儿童四时节令保健

主 编 姜永红 马 杰

出版发行 上海科技教育出版社有限公司
(上海市闵行区号景路159弄A座8楼 邮政编码201101)

网 址 www.sste.com www.ewen.co
经 销 各地新华书店
印 刷 上海昌鑫龙印务有限公司
开 本 720×1000 1/16
印 张 10.75
版 次 2022年7月第1版
印 次 2022年7月第1次印刷
书 号 ISBN 978-7-5428-7700-0/R·483
定 价 78.00元

编写者名单

丛书顾问　吴焕淦

主　　编　姜永红　马　杰

副 主 编　李　文　李　倩

编　　委　（排名不分先后）

　　　　　马　晶　石　李　胡　鹏　徐彬彬　张超群

　　　　　李　晓　万莉萍　贾自盈　刘秀秀　陈秀峰

　　　　　费小琴　陈一柳　周冬雪　史晓岚

总　序

中医药学包含着中华民族几千年的健康养生理念及临床实践经验，是中华文明的瑰宝，凝聚着中华民族的博大智慧。新中国成立以来，我国中医药事业取得显著成就，为增进人民健康作出了重要贡献。

2019年10月，中共中央总书记、国家主席、中央军委主席习近平对中医药工作作出重要指示："要遵循中医药发展规律，传承精华，守正创新，加快推进中医药现代化、产业化，坚持中西医并重，推动中医药和西医药相互补充、协调发展，推动中医药事业和产业高质量发展，推动中医药走向世界，充分发挥中医药防病治病的独特优势和作用，为建设健康中国、实现中华民族伟大复兴的中国梦贡献力量。"

2021年11月，中国中医科学院院长黄璐琦院士在《人民日报》发表署名文章《发挥中医药优势　推进健康中国建设》，其中谈到"治未病"是中医药优势和特色的重要体现。中医药提倡"预防为先"，融预防保健、疾病治疗和康复养生为一体，满足人民群众全方位、多层次、多样化的健康需求。树立大卫生、大健康理念，把以治病为中心转变为以人民健康为中心，让中医药全程参与到全生命周期的卫生与健康服务之中，在健康中国主战场发挥出更加重要的作用。

为进一步落实践行《"健康中国2030"规划纲要》《"健康上海2030"规划纲要》的建设目标与要求，进一步完善本市中医治未病健康服务平台，创新中医治未病服务模式，提升中医治未病服务能级，培养治未病应用型服务人才，实现中医治未病服务健康持续发展，在上海市卫生和健康委员会、上海市中医药管理局、上海市"治未病"发展研究中心的指导下，上海中医药大学针灸推拿学院充分发挥学科专业优势，在"跨界协同育人服务学生成长导师团"的架构下，组织召集校本部及附属医院的专家团队与学生骨干，编写了治未病工程系列丛书，体现了学科育人的特色，培养了一批高质量的中医治未病青年生力军。

　　首批付梓的三本图书分别是《二十四节气养生》《灸法养生指南》《儿童四时节令保健》，围绕二十四节气的节令特点，综合了中医经络腧穴养生、灸法养生、功法养生、饮食起居等养生要素，学理清晰、图文并茂、通俗易懂、简便易学，既适合医务人员、养老服务工作人员、社区工作者开展科普宣传，又便于爱好中医养生的读者开展自我保健，有机融合了"未病先防"与"既病防变"，使"上工治未病"的中医智慧理念在维护人类全生命周期健康中发挥更大作用。

中国针灸学会副会长

上海市针灸学会会长

吴焕淦

目 录

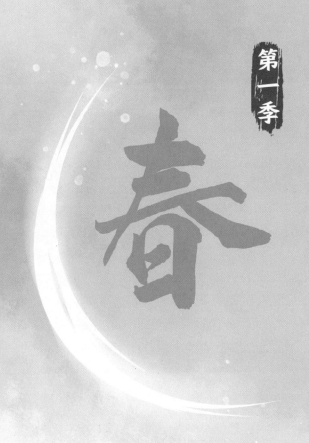

第一季

春

一、饮食调养

《千金食治》:"春七十二日,省酸增甘,以养脾气。"《修真秘录》有"春宜食辛(辛能散也)"之说。

1. 宜辛甘味食物

春季阳气初生,肝气升发,饮食上应选择利于阳气、肝气升发之品。辛味发散,甘味入脾。辛味食物如葱、姜、蒜、韭菜、白萝卜、香椿等,部分阴虚内热的儿童不适宜食用;甘味食物如谷物、红枣、山药等,摄入不可太过。《摄生月令》说:"春宜食甘,甘走肉,多食甘则痰溢,皮肤粟起。"即指春季应当多食甘味,但食用过多会生痰。

2. 不宜多食过寒食物及酸味食物

春季需顾护阳气,饮食不可过寒;立春后,人的肝气开始旺盛,排浊气、畅气血,正是调养肝脏的大好时机,不宜过食酸收之味。酸味入肝,具有收敛之性,不利于阳气的生发和肝气的疏泄,且酸味食品会使肝气过盛而损害脾胃。酸味为主的有西红柿、山楂、橙子等。

二、衣着调护

春回大地,天气渐渐温暖,但依然有着"乍寒乍热"(《摄生消息论》)、"春冰未泮"(《三元参赞延寿书》)的特点,要注意防寒保暖,不可顿去棉衣或穿衣过薄(《万寿仙书》),且穿衣要"下浓而上薄"(《三元参赞延寿书》),以养阳气而收阴气。儿童脏腑娇嫩,易中外邪,更应注意随时加减衣服,避免受寒。

三、运动调护

有效的体育运动能促进身高增长,比如:球类、游泳、跳绳等。跳绳可以充分拉动全身的肌肉关节,刺激孩子的骨骼发育,有效增强心肺活力、身体协调能力,培养良好的平衡感、节奏感及耐力。另外,跳绳时眼睛时而注意脚下,时而随着绳子转动,睫状肌不停地放松和收缩,可缓解眼睛疲劳,降低近视的发生概率。

四、睡眠调护

睡眠的好坏对孩子的身高有着重要影响。据研究,儿童在深睡眠时位于大脑底部的脑垂体能分泌较多的生长激素。一般来说,新生儿每天的睡眠在16～20h,婴幼儿的睡眠要保证每天10～14h,青少年每天至少要有9～10h的睡眠时间,且最好在晚上10时前入睡。

五、情志调摄

肝气旺于春,与春相应,肝喜条达,所以人的精神活动要顺应生生之气,舒展条达;春暖花开,一派欣欣向荣之景,从情志上要促进和培养良好的情绪,保持精力的饱满。

立／春

二十四节气│立春　生发宜长高

《立春日》　南宋·陆游

日出风和宿醉醒，山家乐事满余龄。

年丰腊雪经三白，地暖春郊已遍青。

菜细簇花宜薄饼，酒香浮蚁泻长瓶。

湖村好景吟难尽，乞与侯家作画屏。

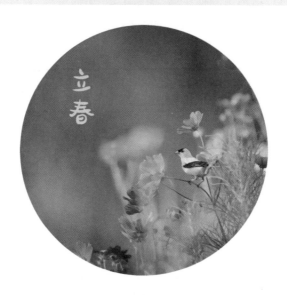

立春是农历二十四节气中的第一个节气,当太阳到达黄经315°时为立春。立春乃万物起始、一切更生之义,它的到来标志着万物闭藏的冬季已经过去。《礼记·月令》曰:"东风解冻,蛰虫始振,鱼上冰。"立春之后,阳气生发,温暖的东风化解冬日的严寒,蛰伏在地洞里的虫兽开始出来活动,水底鱼儿向上游到冰面下,是推陈出新、生命萌发的时节。

一、春季和小儿生长发育的关系

草长莺飞的春天,万物复苏,生机勃勃,是处于生长发育中儿童长高的"黄金期"。儿童长高与肝脾肾三脏密切相关。肝主疏泄,影响人一身气机运动,要养肝护肝,不能遏制肝气升发;脾胃为后天之本,气血生化之源,气血充盈则肝血得充,筋骨得养;肾为先天之本,主骨生髓。

从现代医学来看,相比冬季,春季光照时间渐长,有利于维生素D_3的有效吸收,从而促进骨骼的生长发育,是儿童长高的最佳时期。

二、中医调护推荐

初春时节气温有了一定回升,但寒气仍盛,倒春寒时常来袭。《黄帝内经》讲:"春三月,此谓发陈。"人体在春季犹如刚发芽的幼苗,经过一冬的闭藏,气血开始由内向外走,如果遭遇寒凉侵袭,体内阳气发散受阻,会产生"阳气郁"的现象,表现出咽喉干痛、嘴唇干裂、大便干燥、食欲不振等上火症状。养阳忌静宜动,应该多去户外锻炼,不仅能怡情养性,还能通畅气血,疏散郁结,减少疾病发生。

中医有很多春季养生保健的方法,对于儿童常见的有小儿推拿、中药、艾灸等。

1. 小儿推拿

(1)掐四横纹　孙重三流派。

定位:位于示、中、环、小拇指近端指间关节横纹中央处。

功效:调中行气,退热除烦,散瘀结,和气血,消胀满。

操作:施术者用大拇指指甲从患儿示指横纹起,依次揉掐至小指横纹末,每次重复3~7回。

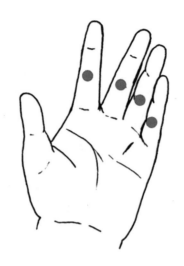

掐四横纹

（2）清补脾经　三字经流派。

定位:拇指桡侧,赤白肉际处,由指尖到指根。

功效:运脾祛湿。

操作:施术者用大拇指螺纹面在小儿拇指桡侧指尖与指根之间来回推,持续3~5min,每分钟100~300次,每日1~2次。

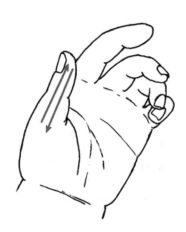

清补脾经

（3）平肝经　三字经流派。

定位:示指掌面,由指尖到指根。

功效:平肝泻热,镇静除烦。

操作:施术者用大拇指螺纹面从小儿示指根推向指尖,持续3~5min,每分钟100~300次,每日1~2次。

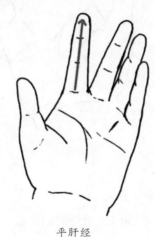

平肝经

（4）揉腹

定位:肚脐周围。

功效:和中理气。

操作:嘱小儿平卧,施术者以掌根或四指并拢按揉脐周。顺时针揉消食

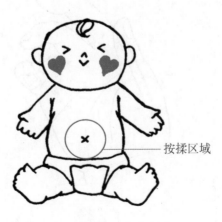

按揉区域

揉腹

通便,逆时针揉理气止泻,每天1~2次,每次100圈左右。

（5）按揉足三里

定位：位于人体小腿外侧,犊鼻（又名:外膝眼。髌骨与髌韧带外侧凹陷中。屈膝,腿的外侧,膝盖外下方凹陷,就是犊鼻）下三寸,胫骨前脊外一横指。

功效：补中益气。

操作：施术者用大拇指指端按压足三里穴做旋转运动,持续3~5min,每分钟50~100次,每日1~2次。

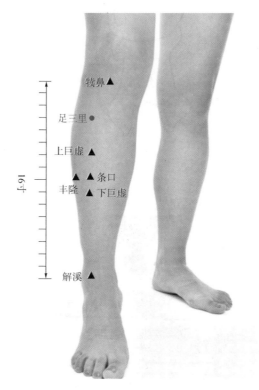

足三里

（6）小儿捏脊

定位：脊背的正中线上督脉及足太阳膀胱经所过之处,即第七颈椎至尾骶部。

功效：从下至上可增强体质,补气养血,升阳止泻;从上至下可开闭通便,疏通经络。

操作:嘱小儿取俯卧位,头偏向一边保持呼吸通畅,施术者拇指与示、中、环三指相对捏起小儿背部肌肉,作拇指推、三指捻动作,不断向前捏,保持捏三下向上提一下的动作直至结束。或以拇指和示指桡侧面相对进行二指提捏法,速率手法同上。捏脊宜每日或隔日1次,每次3~7遍。

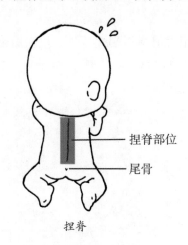

捏脊部位

尾骨

捏脊

2. 艾灸身柱穴

身柱穴属督脉,通于脑髓,可强身健脑、促进生长发育。

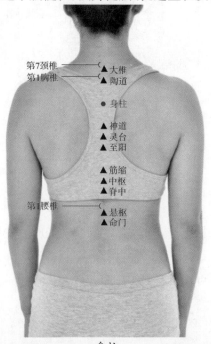

第7颈椎 —— ▲ 大椎
第1胸椎 —— ▲ 陶道
● 身柱
▲ 神道
▲ 灵台
▲ 至阳
▲ 筋缩
▲ 中枢
▲ 脊中
第1腰椎 —— ▲ 悬枢
▲ 命门

身柱

注意事项:①1周灸1~2次即可。视孩子年龄及配合程度,循序渐进。②艾灸时间不可过长,一般每个穴位每次灸3~5min即可。③最好在空气流通、清洁干燥的房间中进行。④孩子可戴口罩,避免吸入过量的艾烟。⑤艾灸期间要密切观察,家长可边灸边将手置于施灸部位感知温度,谨防烫伤或温度过低,没有效果。

三、膳食推荐

1. 黑木耳炒肉片

(1)食材 鸡蛋2个,黑木耳、瘦肉、黄瓜、油、料酒、花椒、酱油、盐、鸡精、淀粉、葱、姜和蒜末适量。

(2)制法

第一步:黑木耳泡发洗净,撕成小块,黄瓜切片。

第二步:瘦肉切片放入碗中,倒少许料酒、酱油和淀粉或嫩肉粉,拌匀渍一会儿。

第三步:倒油,油热后下花椒,待花椒变色出香味后捞出,放肉片翻炒,断生后放葱、姜、蒜末、酱油继续翻炒,最后放适量盐,炒匀出锅。

(3)功效 补气血,清补肠胃。

(4)解析 黑木耳性平味甘,富含蛋白质、脂肪、维生素和矿物质,其中铁和维生素K的含量尤其丰富。猪肉性凉味酸,能提供人体必需的脂肪酸,富含B族维生素,同时还能促进铁的吸收,改善缺铁性贫血。

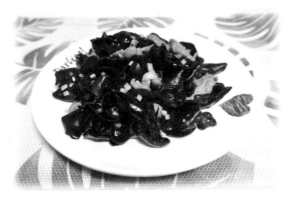

黑木耳肉片

2. 山药小米粥

（1）食材　山药200g，小米100 g，枸杞子15 g，姜、食盐适量。

（2）制法

第一步：山药洗净，去皮切块。

第二步：小米先泡半小时，然后入锅煮开，改小火，加入枸杞子、山药一起熬煮30min。

第三步：最后加点姜丝、盐调味即可。

（3）功效　滋肾益肝，健脾益胃。

（4）解析　山药性温、平，味甘，功在健脾补肺，固肾益精。小米性微寒，味甘、咸，可和中、益肾、除热、解毒，促进消化、明目养睛以及保护皮肤发质。枸杞子性平味甘，可滋肾润肺，补肝明目。

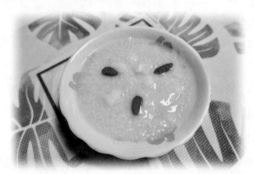

山药小米粥

3. 菠菜猪骨玉米汤

（1）食材　猪脊骨或肋骨500g，菠菜100g，火腿50g，玉米、胡椒粉、精盐各适量。

（2）制法

第一步：猪骨斩段，入沸水氽后捞出沥水。火腿切成条。菠菜择洗干净，切成段。

第二步：将猪骨放入锅内，加适量清水，熬成浓汤。

第三步：锅中下入菠菜段、火腿条，以胡椒粉、精盐调味，烧开即成。

（3）功效　强筋骨，补气血。

（4）解析　菠菜性凉味甘，主养血止血，敛阴润燥，富含多种维生素和

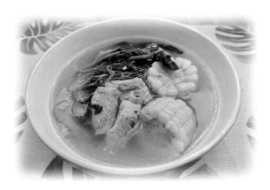

菠菜猪骨玉米汤

矿物质,尤其以钙质和铁质为多。不过菠菜中含有大量草酸,食用前最好另起一锅焯水去除草酸。玉米性平味甘,有调中开胃之效。

四、特发性矮身材

1. 什么是特发性矮身材

特发性矮身材(Idiopathic short stature,简称ISS)指身高低于同年龄、同性别、同种族正常群体平均值2个标准差,且出生时身长、体重、体型正常,生长过程中生长激素水平正常的一种目前病因尚不明确的疾病。

2. 诊断标准

(1)身高低于同性别、同年龄、同地区、同种族正常参考值平均数2个标准差。出生时身长和体重正常,且身材匀称。

(2)无明显的慢性器质性疾病(肝、肾、心、肺、内分泌代谢病和骨骼发育障碍等)。

(3)无心理和严重情感障碍,摄食正常。

(4)生长速度稍慢或正常,一般每年生长<5cm。

(5)染色体检查正常。

(6)两项标准生长激素激发试验的峰值大于等于10ng/ml,IGF-1浓度正常。

(7)骨龄正常或延迟。

3. 中医治疗调护

从中医的角度来看,孩子身材矮小、发育迟缓乃先天禀赋不足、脏腑功能虚弱引起,尤重肾脾二脏:肾为先天之本,主骨生髓,脾为后天之本,功能上主运化,生理上主肌肉。肾脾不足会导致孩子骨软不长、肉弱不实,若后天调养失宜更会加重症状。对于特发性矮身材,中医治疗除了中药内服、推拿、艾灸,还可以穴位敷贴,用中药制剂贴于特定穴位,通过穴位刺激,发挥药物和穴位的双重功效,达到健脾益气、强肾健骨、通经活血的作用,促进患儿身高的增长。

同时需配合充足的睡眠和适当运动,注重饮食均衡,保证体型匀称,少吃反季节的蔬菜水果,慎食可能含有激素的食品,家长尤其要注意,不要因为孩子身高矮小盲目使用保健品。

雨／水

二十四节气|雨水　春捂与补钙

《咏廿四气诗　雨水正月中》　唐·元稹

雨水洗春容，平田已见龙。

祭鱼盈浦屿，归雁过山峰。

云色轻还重，风光淡又浓。

向春入二月，花色影重重。

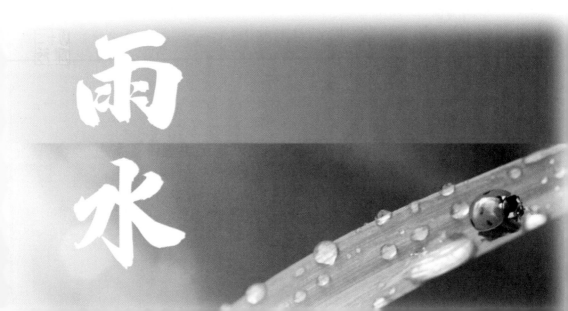

雨水为正月中,春属木,木依水而生,故东风解冻,温润散为"雨水"。气温回升,微风轻拂树梢,春雨淅淅沥沥,温暖的春天就此正式拉开帷幕了吗?并不是。

春风送暖,但乍暖还寒的时节体感可能更冷,如果碰上倒春寒,孩子容易因不适应气温的改变而诱发疾病。

一、中医调护推荐

"吃了端午粽,才把寒衣送",孩子们别忙着脱下冬装,不妨"春捂"一下,以缓慢调整身体的阴阳平衡,适应新的气候条件。

1. 春捂

(1)捂重点部位

§ 颈部

颈部是人体的重要部位,不仅有丰富的血管,还有很多重要的穴位,特别是大椎穴和天突穴。颈部保暖能预防感冒、咳嗽、哮喘及反复呼吸道感染等疾病。因此,外出时尽量穿有领子的衣服,如立领棉衣、高领毛衣,或者戴围巾、围脖等。

§ 胸背部

有利于人体内阳气生发,避免寒邪侵袭,预防疾病。给孩子穿件柔软透气、保暖贴身的小棉背心,护心护背,既不会捂过了,也方便日常活动。

§ 腹部

"腹暖"可维护人体正常的胃肠道功能,还能防止因受凉引起的腹痛、腹泻等消化道症状。位于脐中的神阙穴与诸经脉密切相关,是关系很多病症的重要穴位,神阙穴得到保暖,可温中祛寒、调和营卫。给孩子穿衣裤时,至少将最内层的衣物束于裤腰内,对腹部可起到有效的保暖作用。

§ 足部

足部是阴阳经穴交会之处,对外界最为敏感。足底的涌泉穴被称为"接地气"的枢纽,与全身各脏腑、组织、器官都有着密切的关系。孩子的小脚保持暖和,才能保证身体适应外界气候的变化。棉袜、毛巾袜都是不错的选择,既温暖又舒适。

（2）春捂的标准

§ 给孩子穿着的衣服宜宽松舒展、柔软保暖、透气好，方便进行适量运动。

§ 一般孩子卫衣或毛衣里面穿一件暖棉内衣，再加个外套。摸摸孩子的颈脖和后背，如果是暖和不出汗，说明衣服穿得比较合适，不多也不少。如果后背有汗，甚至衣服都已经湿了，提示需要及时减衣了。

2. 饮食

雨水时节，气温开始回升，降雨增多，湿度逐渐升高。湿气过盛，易导致湿困脾胃，出现食欲不振、消化不良、腹泻等症状。可适当喝粥以养脾胃。粥是容易消化的膳食，尤其对于脾胃功能较差的儿童非常合适，可做成莲子粥、山药粥、红枣粥、蔬菜瘦肉粥等。还适当吃一些辛甘发散的食物助于阳气的升发疏泄，除了生姜、葱、大蒜等辛散之品外，荠菜、豌豆苗、春笋、洋葱、菠菜等也是不错的当令食品。

二、膳食推荐

1. 山药薏苡仁粥

（1）食材 山药 100g，薏苡仁 100g，粳米 100g。

（2）制法 将山药洗净去皮，与薏苡仁和粳米，加水适量煮至粥稠为止。

（3）功效 健脾开胃。

（4）解析 山药含有大量植物蛋白质，丰富的淀粉酶，能促进脾胃消化吸收功能。其性平味甘，可滋补五脏，强健机体，既可作主粮，又可作蔬菜，是一味平补脾胃的药食两用之品。薏苡仁所含蛋白质比米、面高，

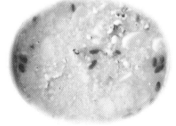

山药薏苡仁粥

易消化吸收，增强免疫力，为常用的物美价廉的健脾祛湿药食佳品。

2. 荠菜南瓜蛋卷饼

（1）食材 荠菜 50g，南瓜 50g，鸡蛋 1 枚，面粉 100g，盐、胡椒粉适量。

（2）制法

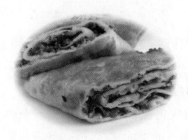

荠菜南瓜蛋卷饼

第一步：将南瓜去皮，荠菜洗净，切末，和面粉一起放进碗里。

第二步：打入鸡蛋，将鸡蛋液打匀，搁盐、胡椒粉、水，调成糊状。

第三步：平底锅预热后，刷上油，倒入面糊，烘烤3min。

（3）功效　明目、益胃、敛肺气。

（4）解析　荠菜性平味甘，富含蛋白质、钙、磷、铁、维生素C和胡萝卜素，具有和脾、明目、清凉、解热等功效。南瓜性温味甘，归脾、胃二经，可补中益气。

3. 胡萝卜玉米排骨汤

（1）食材　排骨500g，胡萝卜2根，玉米1根，姜片、盐、鸡精适量。

（2）制法

第一步：将排骨切块洗净，放入煮锅中，倒入适量的水，加入一大匙料酒和少许花椒，待水煮开后，把排骨捞起，用清水冲洗。

第二步：将焯好的排骨放进砂锅，加足凉水，放入姜片，大火煮开转小火炖40min。

第三步：再将胡萝卜去皮切块，玉米切段和少许姜片加入，加适量的水浸没食材，继续小火炖40min，出锅前加入适量食盐、鸡精调味。

（3）功效　健脾化滞、调中开胃。

（4）解析　胡萝卜性平味甘，具有健脾

胡萝卜玉米排骨汤

消食、补肝明目、透疹等功效。其含有的大量胡萝卜素不仅能保护视力，还有利于骨骼生长，并且能增强机体免疫功能。

三、小儿如何补钙

儿童在春季生长发育速度相对较快，对钙质、维生素等营养物质的需求明显高于其他季节，消化功能差、饮食不均衡的孩子容易因钙及维生素D的缺乏,出现腿痛、不易入睡、出汗多、经常啼哭、烦躁不安、出牙和学步迟,甚至手足抽搐等现象,需要在医生指导下合理补钙,同时鼓励多户外运动照射阳光,合理调整作息。

奶类是婴儿最佳的补钙食品,正常情况下一般0~6个月的婴儿钙摄入量在200 mg/d, 7~12个月的婴儿为250 mg/d, 1~3岁的宝宝要注意在膳食中每日至少摄入600 mg以上的钙,4~6岁为800 mg/d, 7~10岁为1000 mg/d。在保证足够奶量的同时,可以多吃一些含钙丰富的食物,如骨头汤、黑芝麻、榛子、花生仁、杏仁、芥菜、海产品、豆制品、乳酪和蛋类等,增加钙质的摄入。如果奶量不足、膳食中钙摄入不足时,则需要额外补充钙。

单纯地摄入钙质,没有足够的维生素D来促进钙质吸收,也会造成春季的小儿钙缺乏,维生素D_3可提高机体对钙质的吸收与利用。建议补钙的同时,应补充维生素D_3,每天400~800IU,保证生长发育所需,让宝宝在阳光下更加茁壮地成长。

惊／蛰

二十四节气|惊蛰　养阳护肝

《闻雷》　唐·白居易

瘴地风霜早,温天气候催。

穷冬不见雪,正月已闻雷。

震蛰虫蛇出,惊枯草木开。

空余客方寸,依旧似寒灰。

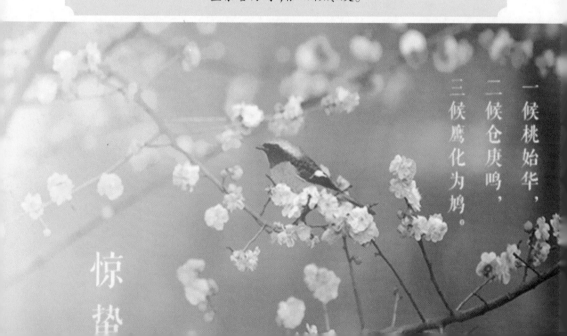

一候桃始华,
二候仓庚鸣,
三候鹰化为鸠。

惊蛰

惊蛰,古称"启蛰",是二十四节气中的第三个节气。"蛰"字下面有个"虫"。对!惊蛰惊的就是百虫。《月令七十二候集解》有曰:"二月节,万物出乎震,震为雷,故曰惊蛰,是蛰虫惊而出走矣。"这个节气的到来,标志着阳气渐生,蛰伏在泥土中冬眠的各种昆虫即将苏醒,阳气从此刻才算真正意义上开始升发。

"冷惊蛰,暖春分",惊蛰时节,气温乍暖还寒,早中晚温差大,如果不注意保暖,很容易着凉受寒;此时万物复苏,同时各种病毒和细菌也"跃跃欲试",健康防御系统还未完善的儿童当然是"易感人群",属于重点保护对象。

一、中医调护推荐

1. 晚睡早起养肝

惊蛰后随着气温逐渐升高,人们会感到困乏,这就是俗称的"春困"。应顺应春季的生发之气,白天长而晚上短,可以将白天学习的时间适当延长,晚上睡觉的时间适度缩短。因为人体气血在晚上11时至凌晨3时流注于肝、胆,进行肝血和胆汁的新陈代谢;而肝胆是人体阳气能量的始发,带动其他脏器阳气的生发,所以再晚也应该在晚上10时前入睡,早上7时起床。只有保证良好的睡眠,才能精力充沛。

2. 保持心情愉快

惊蛰时节人体肝阳之气渐升,阴血相对不足,此时要使精神、情志、气血也如春天一样舒展畅达,生机盎然。如果家长使用语言不当或有过激行为,孩子的情绪甚至身体都有可能会受到影响。因此,要给孩子们营造宽松的环境,以宽容之心对待,这是孩子健康成长的必要条件。

3. 早晚注意添衣

惊蛰时节尽管天气转暖,但气温变化比较大,尤其是早晚温差大,穿着上既要注意保暖也要注意防汗。要遵循"春捂秋冻"的古训,不要急于给孩子减衣。汗多的最好准备更换的衣物或者在孩子后背垫吸汗巾,大运动量活动后注意不要马上进入阴凉或者风大的地方。

4. 多伸懒腰,适当运动

"小动起于惊蛰,大动须过春分。"天冷不宜户外运动时,可以选择做一点轻度拉伸运动,比如伸懒腰、弯腰摸地、跳绳等。

伸懒腰可以帮助拉伸全身肌肉,起到解乏、醒神、增强气力、活动关节的作用。春季早起,不妨让儿童多伸懒腰。家长也可帮助拉伸,让孩子躺在床上,家长拉伸其双腿,让小朋友配合做伸懒腰,弓起身体再放下。

弯腰摸地可以拉伸腿部肌肉和骨骼。让小朋友双腿分开与肩膀一样宽度,弯腰用双手触地,一般手指尖触地即可,有的可以手掌触地,家长不要刻意要求,然后双手互换去摸双脚,十个回合就可以。

家长可以根据孩子年龄不同,制订跳绳计划,不用一口气跳完,跳跳停停,30 min 的运动量就可以。

5. 饮食

惊蛰时节饮食起居应顺肝之性,助益脾气,令五脏和平。应以"春夏养阳"为原则,可适当多吃能升发阳气的食物,如韭菜、菠菜、芥菜等。宜多吃富含植物蛋白质、维生素的清淡食物,少食动物脂肪类食物,多食用一些新鲜蔬菜及蛋白质丰富的食物,如春笋、菠菜、芹菜、鸡、鸡蛋和牛奶等,增强体质,抵御病菌的侵袭。

"养阳护肝少吃酸,滋阴润肺多吃梨。"此时肝气正旺,易伤脾,故要少吃酸。民间素有惊蛰吃梨的习俗,生梨性寒味甘,有润肺止咳、滋阴清热的功效,特别是冰糖蒸梨对咳嗽具有很好的疗效,而且制作简单方便,平时不妨把其当作甜点食用。但梨性寒,不宜一次食用过多,对于脾胃虚寒的人,不宜食用生梨,可蒸熟或水煮后食用。

二、膳食推荐

1. 果仁菠菜

(1)食材　菠菜5棵,红衣花生米80g,蒜3瓣剁泥,生抽、盐、香油、白砂糖适量。

(2)制法

第一步:菠菜清洗干净,锅里水烧开,加几滴油,放入菠菜,焯1min左右,捞出,过一遍凉水。

第二步：锅里倒油，将花生米放进凉油，小火炸熟捞出。

第三步：菠菜沥干水分，切成5cm左右的长段，放入大碗中，加入花生米、盐、糖、香油、生抽和蒜泥。

第四步：取少许炸花生的油烧热后，浇在食材上，搅拌均匀即可。

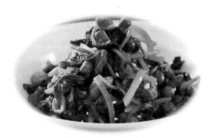

果仁菠菜

（3）功效　补血止血，利五脏，滋阴平肝。

（4）解析　菠菜性凉味甘，利五脏。含有大量植物粗纤维，具有促进肠道蠕动的作用，利于排便，且能促进胰腺分泌，帮助消化；其所含的胡萝卜素，在人体内转变成维生素A，能维护正常视力和上皮细胞的健康，增加预防传染病的能力，促进儿童生长发育；其所含铁质，对缺铁性贫血有较好的辅助治疗作用。

2. 春笋煲鸡汤

（1）食材　春笋4根，三黄鸡1只，香菇8朵，葱、姜、枸杞子、料酒、盐适量。

（2）制法

第一步：春笋去皮切片，葱切段，姜切片，烧一锅清水，水开后放一勺盐，下笋块，汆30s即可。

第二步：三黄鸡洗净，冷水下锅焯一遍。

第三步：三黄鸡放入汤锅，加入淹没鸡肉的水和葱段、姜片、料酒，煮沸后小火煮约半小时。

第四步：香菇十字刀切块，下汤锅炖半小时，下笋块再炖半小时，出锅前加少许盐炖5 min即可。

（3）功效　补虚，暖胃，强筋骨。

（4）解析　春笋含蛋白质、氨基酸、脂肪、糖类、钙、磷、铁、胡萝卜素和维生素B$_1$、维生素B$_2$、维生素C等成分，

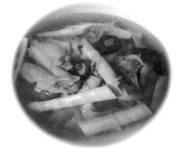

春笋煲鸡汤

特别是纤维素含量很高,常食有帮助消化、防止便秘。春笋性微寒味甘,有滋阴、益血、化痰、消食、利便、明目等功效。鸡肉为优质蛋白质的来源,也是磷、铁、铜和锌的良好来源。

(5)注意事项　春笋性微寒味甘,又含较多粗纤维素,大量食用后,很难消化,患有胃肠道疾病的人宜适量食用;曾因吃笋诱发、复发哮喘的患者宜谨慎对待。

3. 小米红枣雪梨粥

(1)食材　雪梨1只,小米半碗,红枣10~15枚,冰糖适量。

(2)制法

第一步:红枣洗净去核,小米用清水淘洗一遍,雪梨去皮去核切小块。

第二步:红枣与小米一起放入清水,大火煮开后转小火煮约10min,放入雪梨块、冰糖后再煮10 min左右即可。

(3)功效　补脾润肺,助消化。

(4)解析　小米含有大量的蛋白质、脂肪及维生素,可以调节营养不良,防治消化不良,防止反胃、呕吐,有滋阴养血的作用。雪梨性寒味甘,具生津润燥、清热化痰、养血生肌之功效。

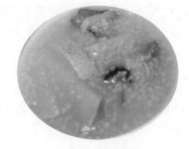

小米红枣雪梨粥

三、小儿感冒怎么办

惊蛰正是踏春赏花的好时候,但同时也是各种病毒和细菌活跃的季节。呼吸系统疾病是春季最常见的疾病,占儿科门急诊就诊患者的80%左右。

1. 怎么判断小儿感冒

小儿感冒是由各种病原引起的上呼吸道急性感染,俗称感冒。主要的病原体为病毒,少数为细菌,该病主要侵犯鼻、鼻咽和咽部,初起时主要临床表现为鼻塞、流涕、喷嚏、头痛、身重、畏寒或发热、咳嗽、喉痒、咽痛等;严重者可见恶寒高热、周身酸痛、头痛乏力等。发病多见于6个月~6岁的小儿,1~3岁的幼儿更为常见。若出现发热、流黄鼻涕、嗓子痛、咳嗽、吐黄痰,则表示入里化热。

2. 家居护理

注意患儿保暖,多饮水,保持室内空气流通。饮食宜清淡、易消化,忌食辛辣、冷饮、肥甘厚味。注意观察病情变化,如果体温超过38.5℃,可临时使用儿童退热药。若出现发热不退、咳嗽加重、精神不振等,需要及时就医。

3. 患儿用药注意点

首先,儿童的用药剂量必须严格按照药物说明书规定,不能随意加减。其次,家长需留意药物成分,如果不同感冒药中有相同的成分时不要同时服用,以免药物过量。另外,家长不可自行使用抗生素,需要到医院检查后,在医生的指导下遵医嘱服用,因为如果是病毒感染,使用抗生素往往无效,反而影响治疗,并容易产生抗生素耐药。

4. 感冒四大常用推拿手法

(1) 开天门

定位:两眉中点向上至前发际。

功效:疏风解表,开窍醒神,通鼻窍。

主治:常用于感冒发热、鼻塞等症。

操作:施术者用两手拇指指腹交替从两眉中点向上推至前发际,30~50次。

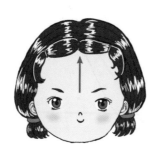

开天门

(2) 推坎宫

定位:自眉头起,沿眉向眉梢成一直线。

功效:疏风解表,醒脑明目,止头痛。

主治:常用于感冒发热、头痛等症。

操作:施术者用两拇指桡侧自眉心向眉梢做分推,30~50次。

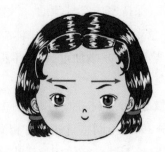

推坎宫

（3）清天河水

定位:前臂正中,腕横纹中点至肘横纹中点连线成一直线。

功效:清热解表,泻火除烦。

主治:一切热证,常用于外感风热所致的发热、头痛、咽痛等症。

操作:施术者用拇指指腹由腕横纹至肘横纹单向推,100~500次。

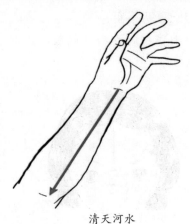

清天河水

（4）揉掌小横纹

定位:掌面小指根下,尺侧掌纹头。

功效:清热散结,宽胸宣肺,化痰止咳。

主治:咳喘、口舌生疮等症,是治疗肺炎的要穴。

操作:施术者一手持小儿手掌,另一手中指或拇指按揉小儿小指根下尺侧掌纹头,100~500次。

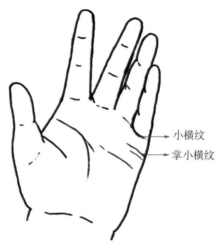

小横纹

掌小横纹

揉掌小横纹

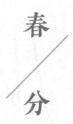

春／分

二十四节气|春分　睡眠与喂养

《咏柳》　唐·贺知章

碧玉妆成一树高,万条垂下绿丝绦。

不知细叶谁裁出,二月春风似剪刀。

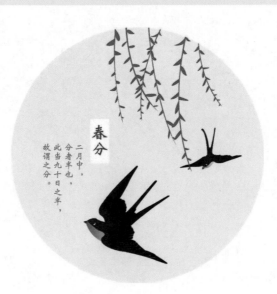

春分

二月中,
分者半也,
此当九十日之半,
故谓之分。

春分,是春季90天的中分点。此时气候转暖,万物更新。一般春分日在3月下旬,又逢世界睡眠日,在这个节气,小朋友们的睡眠调息和喂养调护是应关注的重点。

一、中医调护推荐

1. 春天宝宝怎么睡

春分日,一年中昼夜均等,白天和夜晚各占12h,随着气温转暖,人体新陈代谢旺盛,血液循环加快,充足的睡眠时间有助于小宝宝们在这一时段长高,特别是深度睡眠状态,可以分泌大量生长激素,由于进入深度睡眠需要30~60min,所以建议家长晚上9时前安排孩子上床睡觉,早上7时左右起床,顺应时节的昼夜变化。

不同年龄段的宝宝作息不一样,14周岁以下儿童每日睡眠时间大约如下,供各位家长参考:

年龄	时间
0-3月	14-17小时
4-11月	12-15小时
1-2岁	11-14小时
3-5岁	10-13小时
6-13岁	9-11小时

14周岁以下儿童推荐日睡眠时间

2. 睡眠调息要注意些什么

春分时阳气升发,肝气最为旺盛,儿童在生理上有"肝有余"的特点,表现为兴奋、多动、夜间磨牙、汗多湿热、入睡困难等,家长安排孩子上床睡觉前不宜有过多的游戏活动,要减少电子类产品的接触;由于外源性光照会让宝宝以为处在白天,睡不安宁、易被惊醒,不利机体分泌生长激素,所以寐中要保持环境静谧幽暗,没有干扰性光照。

春分以后,日照时间逐渐增多,晨间合理的唤醒有利于宝宝的生长。家长可以逐渐拉开窗帘,防止强光刺激,轻揉宝宝的手、脚,适度抚触,不仅起到唤醒的作用,也可以安抚宝宝起床的情绪。起床时间要有所控制,有些宝宝有赖床小情绪,家长不宜迁就,防止养成不良习惯。

3. 喂养调护

小儿时常有夜间哭闹、睡不安稳的表现,中医有云,"胃不和则卧不安",儿科调养重视"调理脾胃,顾护胃气",小儿还未发育完全,"脾常不足",所以大多脾胃虚弱,若再加之外界因素,如喂养不当、环境变化、滥用药物等,容易影响脾胃功能,这个时候家长的喂养调护尤为重要。这里推荐内服和外治2种方法。

（1）内服法

§健胃消食片　主治脾胃虚弱所致的食积。症见不思饮食,嗳腐酸臭,脘腹胀满等。一般推荐饭后半小时服用。

§大山楂丸　主治食积内停所致的食欲不振、消化不良、脘腹胀闷。一般用于年长儿。

§乳酸菌素片　主要治疗消化不良、小儿腹泻、肠炎等,能够调节肠道菌群,促进胃肠蠕动和消化液分泌。需注意对牛乳过敏者不能运用本药,也建议不要和其他药物同时服用,以免影响疗效。

（2）外治法

§捏脊

定位:脊背的正中线上督脉及足太阳膀胱经所过之处,即第七颈椎至尾骶部。

功效:从下至上可增强体质,补气养血,升阳止泻;从上至下可开闭通便,疏通经络。可以治疗胃纳不佳、消化不良的患儿。

操作:具体操作见立春篇。

§摩腹

定位:肚脐周围。

功效:和中理气。

操作:让患儿仰卧平躺,家长运用掌部,以肚脐眼为中心,摩腹操作。一般顺时针方向为泻法,用于胃纳不佳、腹胀、便秘、打嗝的患儿;逆时针方向为补法,用于反复腹泻、胃寒纳差、腹软喜按的患儿。对于消化不良、夜寐欠安的患儿一般以顺时针操作为主,每次操作5min左右,可日行2~3次。因为操作时要暴露肚脐,所以环境温度应适宜,当心不要着凉。

二、膳食推荐

春分节气时人体血液处于旺盛时期,在饮食上建议家长可适时给孩子食用春菜,如荠菜、春笋、香椿等。

此时膳食总的原则要禁忌大热、大寒的饮食,保持寒热均衡,不适合饮用过肥腻的汤品;饮食宜清淡、宜甘少酸,多吃甘平补脾之食物,如瘦肉、蛋类、牛奶、豆制品等;多吃时令蔬菜,如韭菜、豆芽、豆苗、莴苣等。另外,如花生、核桃、樱桃、草莓、桑椹等也可适当增加,以增强脾胃之气。

1. 红豆沙小圆子

(1)食材　红豆100g、糯米粉50 g、水和冰糖适量。

(2)制法

第一步:红豆隔夜洗净浸泡一晚,次日连同泡红豆的水一起倒入锅中,大火烧开后,改小火慢炖。

第二步:适量水倒入糯米粉中,揉成糯米面团,做成大小一致的小圆子若干。

第三步:红豆炖至出沙后过筛,将小圆子、冰糖倒入,煮3~5min后即可。

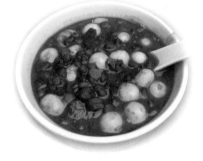

红豆沙小圆子

(3)功效　补脾利湿。

(4)解析　红豆性平,味甘、酸,有化湿补脾的功效,对脾胃虚弱者比较适合,且含有较多的膳食纤维,具有良好的润肠通便、润肤消肿的作用。糯米性温味甘,归脾、胃、肺经,益气止泻。

2. 清蒸肉末茄子

(1)食材　细茄250g、肉沫50g、葱、姜、盐和酱油适量。

(2)制法

第一步:将茄子洗净,不去皮切条状;葱切段,姜切片。

第二步:取一大碗,铺放葱段和姜片,再摆上茄条、肉末,均匀撒上细盐、

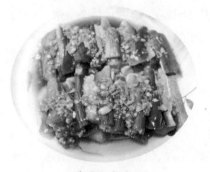

清蒸肉末茄子

淋少量调味酱油,加入清汤适量,加盖蒸半小时即成。

（3）功效　清热补益。

（4）解析　茄子营养丰富,含有多种微量元素及人体所需的蛋白质、脂肪、糖类。烹饪茄子时最好不去皮,因为茄子皮里面含有B族维生素,参与了体内维生素C的代谢过程,带皮吃茄子有助于促进营养物质的吸收。

3. 香椿炒蛋

（1）食材　嫩椿4棵,鸡蛋3枚,盐、鸡精适量。

（2）制法

第一步:鸡蛋在碗中打散,放入少量盐、鸡精;嫩椿洗净后剪碎放入鸡蛋液中。

第二步:干净炒锅倒入适量食用油,待油温至六成热时一起倒入蛋液嫩椿,翻炒片刻出锅。

（3）功效　开脾胃,助生长。

（4）解析　香椿是春季的时令名品,有补阳滋阴的作用。香椿中含有的钙、蛋白质、维生素C在蔬菜中名列

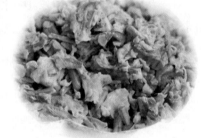

香椿炒蛋

前茅,可健脾开胃,增加食欲,帮助生长发育。香椿也是春分时节的春菜之一,得时令之气,可增强人体免疫力。

三、小儿夜啼

夜啼指婴儿入夜啼哭不安、时哭时止,或每夜定时啼哭,甚至通宵达旦,但白天如常的一种病证。啼哭是婴儿的正常生理活动,表达要求或痛苦,饥饿、口渴、衣着过冷或过热、尿布潮湿、臀部腋下皮肤糜烂、湿疹作痒或虫咬等原因均可引起啼哭。此时若喂以乳食、安抚亲昵、更换潮湿尿布、调节冷

暖后,啼哭即可停止,不属于病态。有些疾病,如佝偻病、肠道寄生虫病、外科疾病等也可引起婴儿啼哭,不在本节讨论范围。

1. 辨识处理

以下罗列常见的几个生理性夜啼的原因,可帮助日常辨识并处理:

(1)环境不适应 对自然环境不适应,黑夜白天颠倒,常常见到类似父母白天上班他睡觉,父母晚上休息他"工作"的现象,但若将孩子抱起、哄睡,哭闹即止。对于这类孩子,需要将休息睡眠时间调整过来,不通宵开灯,顺应周遭环境,可在儿童保健医生指导下操作。

(2)白天运动不足 有些孩子白天运动不足,夜间精力旺盛,哭闹不止,不肯入睡。这些孩子白天应适当增加活动量,顺应日出而作日落而息的自然规律,晚上就能安静入睡。

(3)午睡时间安排不当 有些孩子早晨起不来,到了午后2~3时才睡午觉,或者午睡时间过早,以致晚上提前入睡,半夜睡醒,没有人陪着玩就哭闹。这些孩子早晨可以早些唤醒,午睡时间作适当调整,使孩子晚上有了睡意,就能安安稳稳地睡到天明。

(4)饮食喂养不当 如果喂养过饱,或饮食生冷都容易引起夜间哭闹。特别是晚餐,由于父母下班后有时间准备餐食,造成孩子被动性夜间摄食过多,这要引起家中重视,均衡餐食,夜间喂养不要过饱,要冷暖恰当。

2. 预防

(1)孕妇及乳母不宜过食寒凉与辛热食物,孕期适当补充钙剂。

(2)新生儿注意保暖而不过热,腹部不受凉。

(3)儿童喂食以满足需求而不过量为原则。

(4)夜间被褥要舒适柔软,选用棉质被或优质丝孔被,不可过厚压迫躯体,造成不适。

清／明

二十四节气｜清明　谨防传染病

《清明日狸渡道中》　宋·范成大

洒洒沾巾雨，披披侧帽风。

花燃山色里，柳卧水声中。

石马立当道，纸鸢鸣半空。

墦间人散后，乌鸟正西东。

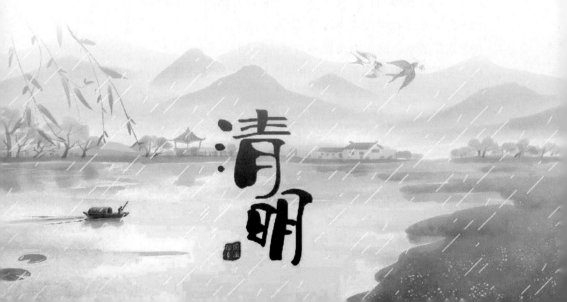

清明处于仲春与暮春之交，其既是自然节气点，也是传统节日。此时，气温变暖，降雨增多，草木萌动，一片生机盎然。

清明期间气候潮湿，常有小雨，气温逐渐升高，天气容易变化无常，早晚温差比较大，潮湿的空气有利于细菌、病毒的滋生，自身免疫力低的儿童应对不及时，极易导致传染性疾病的高发。

一、中医调护推荐

"清明时节雨纷纷"，清明前后多雨阴湿，湿邪最容易侵犯脾胃，出现食欲不佳、大便黏腻、嗜睡乏力等表现。中医认为，脾胃为后天之本，是气血生化之源，脾胃功能的正常与否是影响人体健康的重要因素。因此，清明时节还应注意醒脾祛湿，可适当服用薏苡仁、赤豆等健脾祛湿之物。忌服生冷及刺激性食物，而损伤脾失健运，造成水湿不化。

二、膳食推荐

1. 韭菜炒螺肉

（1）食材　螺蛳肉200g，韭菜100g，姜10g，料酒、葱、盐适量，油10 ml。

（2）制法

第一步：螺蛳肉及韭菜清水泡洗干净，韭菜切成小段。

第二步：锅内适量清水煮开，放入葱、黄酒、姜5g及螺蛳肉，大火煮开，转小火煮5 min，将螺蛳肉捞出备用。

第三步：炒锅内放入油10 ml，油热后放入姜5g爆香，放入备用的螺蛳肉，翻炒5 min，再放入韭菜段，翻炒5 min，放少许盐，翻炒均匀后出锅即可。

（3）功效　清热利水，行气和胃。

（4）解析　有句俗语叫作"清明螺赛肥鹅"，可见清明前后是食用螺蛳的最佳时令，螺蛳富含氨基酸、钙及磷、镁、硒、铁、钾、铜等微量元素。韭菜性温味辛，主要营养成分有维生素C、维生素B_1、维生素B_2、胡萝卜素等，并且含有丰富的纤

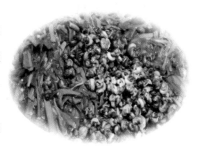

韭菜炒螺肉

维素,有助于儿童的肠道蠕动,预防便秘。

2. 香蕉酸奶亚麻籽燕麦粥

（1）食材　无糖酸奶200g,香蕉1个,亚麻籽燕麦片30g。

（2）制法

第一步:取小碗放入酸奶,将亚麻籽燕麦片倒入碗中混合,可放入冰箱内冷藏留置一晚。

第二步:次日服用时,将香蕉切片放于酸奶燕麦片中,即可。

（3）功效　润肠通便。

（4）解析　香蕉果肉含多种微量元素和维生素。其中维生素A能促进生长,增强对疾病的抵抗力,是维持正常视力所必需;硫胺素能促进食欲、助消化,保护神经系统;核黄素能促进人体正常生长和发育。香蕉除了能平稳血清素和褪黑素外,还含有可让肌肉松弛的镁元素,有助于缓解情绪。亚麻籽的主要成分为脂肪、蛋白质、膳食纤维,有助于肠道健康,但应适量食用。燕麦兼具可溶性和不溶性两种膳食纤维,因而又被誉为天然膳食纤维家族中的"贵族",可以改善消

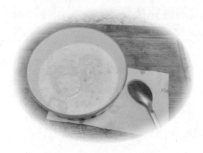

香蕉酸奶亚麻籽燕麦粥

化功能,促进胃肠蠕动,润肠通便。

3. 凉拌菠菜木耳

（1）食材　菠菜250g,泡发后黑木耳100 g,生抽15 g,麻油10 g。

（2）制法

第一步:将菠菜洗净焯水后,切成段,沥干备用。

第二步:将泡发后的黑木耳洗净杂质,备用。

第三步:锅内烧开水,黑木耳煮10 min后,过凉水。

第四步:将黑木耳和菠菜混合,放入生抽、麻油拌匀即可。

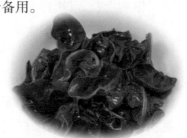

凉拌菠菜木耳

（3）功效　润肠通便,提高免疫力。

（4）解析　菠菜性凉味甘,富含类胡萝卜素、维生素K、维生素C、矿物质（钙质、铁质等）。黑木耳性平味甘,具有清肺润肠、滋阴补血、活血化瘀、明目养胃等功效。

三、水痘

1. 什么是水痘

水痘是由水痘时邪(水痘-带状疱疹病毒)引起的一种以皮肤出疹为主的急性呼吸道传染病,临床以发热,皮肤黏膜分批出现红色斑丘疹、疱疹、结痂,且同时存在为主要特征。因其疱疹内含水液,形态椭圆,状如豆粒,故称为水痘。本病一年四季均可发生,以冬春两季发病最多。

2. 发病特点

（1）发病人群　任何年龄皆可发病,以6~9岁学龄期儿童最为多见。

（2）接触史　常在发病前2~3周有水痘接触病史。

（3）症状　疹前期起病急,初起发热,体温大多不高,有咳嗽、清涕、食少等症。出疹期可见全身皮疹常在1~2d内出现,始见于头皮、面部,为红色斑丘疹,很快变成疱疹,疱疹呈椭圆形,大小不一,内含水液,疱浆清亮,周围红晕,常伴有瘙痒,继而结痂,痂盖脱离后不留疤痕。皮疹以躯干部较多,四肢较少,分批出现,此起彼落,在同一时期,斑丘疹、疱疹、干痂并见。病情严重者,出现壮热烦躁,神志模糊,咳嗽气喘,鼻扇痰鸣,口唇发绀,或昏迷、抽搐等症。全身水痘稠密,甚至累及口咽、阴部出现溃疡性损害,或皮疹出之不畅,疹色暗紫,疱浆混浊,周围红晕显露,肤痒难忍。

3. 如何治疗及护理

（1）积极对症退热处理。

（2）居家隔离,观察有无病情变化。

（3）控制传染源,水痘患儿应隔离至疱疹结痂为止。已接触水痘者应检疫3周,并立即给予水痘减毒活疫苗肌内注射。被水痘患儿污染的被服及用具,应进行消毒。

（4）保持室内空气新鲜及皮肤清洁。

四、手足口病

1. 什么是手足口病

手足口病是由感受手足口病时邪(肠道柯萨奇病毒 A 组、B 组及肠道病毒 71 型)引起的急性发疹性传染病,以手掌、足跖、口腔及臀等部位斑丘疹、疱疹,或伴发热为特征。本病传染性强,易暴发流行。患者和隐性感染者主要经呼吸道、消化道和密切接触等途径传播病毒。

2. 发病特点

(1)发病人群　好发于学龄儿童,以 3 岁以下发病率最高。

(2)接触史　常在发病前 1～2 周有与手足口病患者接触史。潜伏期一般为 3~7d,没有明显前驱症状。

(3)症状

普通病例:发热伴手掌、足跖、口腔、臀部疱疹。起病急,发热多在 38℃ 左右,伴头痛、咳嗽、流涕、口痛、纳差、恶心、呕吐等症。发热同时口腔黏膜出现疱疹,继而手足、臀部出现斑丘疹、疱疹。口腔疱疹以硬腭、颊部、齿龈、舌部为多,破溃后形成小溃疡,幼儿常因口痛而烦躁哭闹、流涎拒食等。口腔疱疹后 1~2d 皮肤出现斑丘疹,很快变为疱疹,疱疹为圆形或椭圆形,如米粒至豌豆大小不等,壁厚较硬,不易破溃,疱浆少而混浊,周围有红晕。疱疹手足部多见,部分患儿腿、臀等部位也可见疱疹,呈离心性分布,躯干及颜面部极少。疱疹一般 7~10d 消退,疹退后无瘢痕及色素沉着。少数患儿病后有"脱甲症"表现。部分病例可无发热,伴头痛、咳嗽、流涕、口痛、纳差、恶心、泄泻等症状。

重症病例:可见高热不退,头痛烦躁,嗜睡易惊,肢体抖动,甚至喘憋发绀,昏迷抽搐,汗出肢冷,脉微欲绝等症。

3. 如何调护

(1)患病期间,应注意卧床休息,房间空气要流通,定期开窗透气,保持空气新鲜。

(2)给予清淡无刺激、富含维生素的流质或软食,温度适宜,多饮温开水。进食前后可用生理盐水或温开水漱口,清洁口腔,以减轻食物对口腔的刺激。

（3）注意保持皮肤清洁，对皮肤疱疹切勿挠抓，以防溃破感染。

（4）本病流行期间，勿带孩子去公共场所。

（5）注意搞好个人卫生，养成饭前便后洗手的习惯。对被污染的日常用品、食具等应及时消毒处理，患儿粪便及其他排泄物可用3%漂白粉澄清液或84溶液浸泡，衣物置阳光下暴晒，室内保持通风换气。

（6）加强体育锻炼，增强体质。注意饮食起居，合理供给营养。保持充足睡眠，避免阳光曝晒，防止过度疲劳而降低机体抵抗力。

谷/雨

二十四节气|谷雨　祛风防敏

《谷雨》　现代·左河水

雨频霜断气清和,柳绿茶香燕弄梭。

布谷啼播春暮日,栽插种管事诸多。

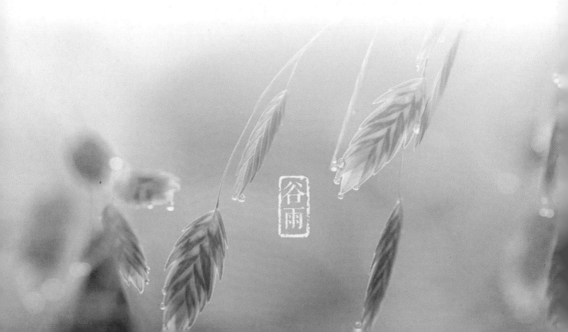

谷雨是春天的最后一个节气,意为"雨生百谷"。"清明断雪,谷雨断霜",谷雨节气到来时正值4月下旬,气温逐渐升高,雨水丰沛,是万物生长的最佳时节,因此民间有谚云:"谷雨前,好种棉。谷雨后,好种豆。"

4月下旬天气逐渐变暖,降雨增多,气候湿润,自然界莺飞草长,柳絮纷飞,牡丹吐蕊,虫鸣蛙叫,正是人们踏春的好时节!但在享受大自然带来的缤纷春色的同时,殊不知在美丽春光背后动植物所携带的柳絮、花粉、尘螨等,常常可以导致多种过敏性疾病如过敏性鼻炎、支气管哮喘、过敏性咳嗽等的发生。故而谷雨时节的调养,一方面当顺应春木之升发,进行适当的户外活动,接受适量的阳光照射,以利于儿童骨骼的生长;另一方面应做好对过敏的防护,减少过敏性疾病的发生。

一、中医调护推荐

1. 戴口罩保护口鼻,切断过敏原

吸入性过敏原主要漂浮在空气中,通过呼吸进入人体的气道,从而诱发气道的过敏症状,如喷嚏连作、鼻塞、鼻痒、咳嗽、喘息气促等。口罩能有效地阻断致敏颗粒进入呼吸道,因此戴口罩在过敏体质儿童外出活动时,不失为一种有效的防护手段。但是应注意正确地选择口罩进行佩戴:首先应选择大小适合儿童佩戴的口罩,口罩过大无法贴合面部,过敏原可从缝隙间进入气道,无法起到防护作用,过小则会产生佩戴不适感。其次,佩戴时应完全覆盖口鼻,并调节松紧度,使其贴合面部,不留缝隙,口罩脏了或湿了,应及时更换新口罩。

2. 衣物勤洗勤换

谷雨时节气候暖湿,尘螨、细菌、真菌在这样的环境中容易滋生,并长时间附着在衣服、床上用品、玩偶上,当过敏体质儿童接触后容易发生过敏症状,因此这些孩子经常接触的东西应该勤洗勤换,还可以选择天气晴好、阳光充足时进行暴晒,但是要注意刚晒好的衣被不要马上给孩子使用。

二、膳食推荐

1. 山药鲈鱼花生粥

（1）食材　鲈鱼1条,花生20g,粳米200g,山药100g,芡粉、姜丝、盐、香菜和胡椒粉适量。

（2）制法

第一步:将鲈鱼片成鱼片,放少许芡粉、盐拌匀待用。

第二步:花生洗净泡软待用;山药去皮切成小块待用。

第三步:将粳米洗净加水,大火煮开后文火煨煮,待粥煨煮渐稠,加入山药、花生、姜丝,开中火煮10min,再放入鱼片开高火煮3min。

第四步:加入香菜、盐、胡椒粉搅拌均匀即可。

（3）功效　健脾开胃。

（4）解析　鲈鱼肉质肥嫩,味道鲜美,含有丰富的蛋白质、铜元素及维生素,其脂肪中含有较多的不饱和脂肪酸,有助于大脑发育。鲈鱼性平味甘,能益脾胃、补肝肾,对于脾虚体弱的儿童是较好的药食两用之品。山药性平味甘,能健脾养胃、补肾益肺,熬粥磨粉皆能食之,亦是传统的养身佳品。

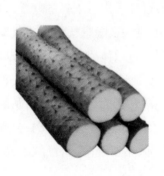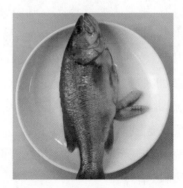

山药鲈鱼花生粥

2. 香菇蛋羹

（1）食材　香菇20g,鸡蛋2个,料酒、盐、香油适量。

（2）制法

第一步:将鸡蛋打入碗中,加少许料酒打散。

第二步:在打散的蛋液中加入适量食盐及香油后,倒入蛋液和1~1.5倍的温水搅拌均匀。

第三步:将新鲜的香菇切片放入搅拌好的蛋液中,上锅蒸熟即可。

（3）功效　健脾保肝。

（4）解析　香菇香味独特,且富含多种
氨基酸、不饱和脂肪酸及酶,营养丰富,被
誉为"菇中皇后";香菇中的麦角甾醇在阳
光照射下可转变为维生素D,从而促进人体
对钙的吸收;香菇多糖则可以增强免疫力,
是不错的保健食物。鸡蛋富含卵磷脂、蛋
黄素及多种维生素,具有可增进神经系统
发育的功能,所含蛋白质极易被人体吸收,
有很好的营养价值。

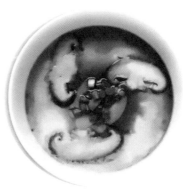

香菇蛋羹

3. 花生扁豆猪脚汤

（1）食材　花生50g,白扁豆40g,猪蹄半只,盐、姜、陈皮、红枣适量。

（2）制法

第一步:将猪蹄去皮去杂质后用盐水浸泡半小时捞出。

第二步:烧水至沸腾后,将猪蹄放入焯至变色,捞出待用。

第三步:将花生、扁豆洗净,浸泡15min,捞出待用。

第四步:将处理好的猪蹄、花生、白扁豆放入砂锅中,加少量姜、陈皮、红
枣,倒入清水大火煮开后改小火煲至猪蹄酥软、花生和扁豆软烂,放入适量
盐调味即可。

（3）功效　健脾利湿。

（4）解析　白扁豆富含多种植物蛋白,营养丰富,其味甘、淡,性温,能
健脾化湿。猪蹄富含胶原蛋白,能补气血、润肌肤,是体质虚弱者补充营养

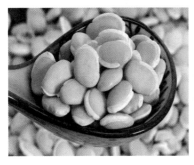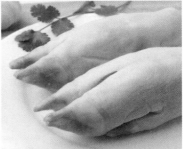

花生扁豆猪脚汤

的不错选择。

三、过敏性鼻炎

1. 什么是过敏性鼻炎

过敏性鼻炎又称为变应性鼻炎,是由于机体接触某种过敏原而引起的鼻黏膜非感染性炎症。临床表现为喷嚏连作,清水样鼻涕,间歇性或持续性的鼻塞,鼻痒,同时可伴目痒、咽痒,这些症状常于晨起、夜间,或冷热交替,或接触过敏原时发作,平时则与常人无异。吸入性的过敏原是诱发过敏性鼻炎的主要因素,如尘螨、花粉、柳絮、动物毛发皮屑和真菌孢子等。

2. 如何治疗过敏性鼻炎

中医通过扶正驱邪、平衡阴阳,调整脏腑功能,采用内服、外治等多种方法改善小儿体质,减少过敏性鼻炎的发作。

(1) 穴位按摩

穴位按摩是以一定的手法刺激人体特定穴位,激发人体经络之气,从而达到通经活络、调整脏腑功能的功效,可以改善过敏性鼻炎患儿鼻塞、流涕、喷嚏、头痛、头晕等症状,适用于各年龄段的小朋友,按摩时间和强度可根据小儿年龄和接受度调整。

§ 按揉迎香穴

定位:位于鼻翼外缘中点旁,当鼻唇沟中。

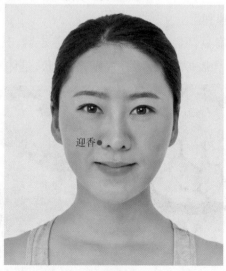

迎香

功效:疏散风热,通利鼻窍。

操作:施术者用示指指端按压迎香穴做点按,持续3min,每分钟50次,每日1~2次。

§按揉鼻通穴

定位:位于鼻骨下凹陷中,鼻唇沟上端尽处,迎香穴上内方取穴。

功效:通利鼻窍。

操作:施术者用示指指端按压鼻通穴做点按,持续3min,每分钟50次,每日1~2次。

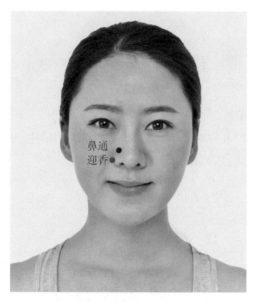

鼻通

§按揉印堂穴

定位:位于人体前额部,当两眉头间连线与前正中线交点处。

功效:明目通鼻,疏风清热,宁心安神。

操作:施术者用拇指或示指、中指指端按压印堂穴做旋转运动,持续3min,每分钟50~100次,每日1~2次。

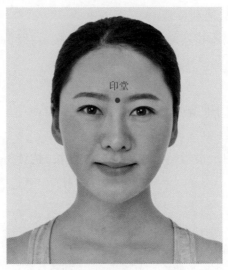

印堂

§ 按揉风池穴

定位:位于胸锁乳突肌与斜方肌上端之间的凹陷中,平风府穴。

功效:平肝熄风,祛风解毒。

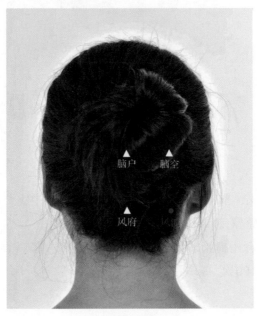

风池

操作:施术者用拇指或示指、中指指端按压风池穴做旋转运动,持续3 min,每分钟50~100次,每日1~2次。

§**按揉太阳穴**

定位:位于颞部,当眉梢与目外眦之间,向后约一横指的凹陷处。

功效:疏风清热,止痛醒脑。

操作:施术者用拇指或示指、中指指端按压太阳穴做旋转运动,持续3 min,每分钟50~100次,每日1~2次。

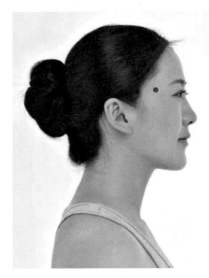

太阳

(2)艾灸

常选择大椎、肺俞、肾俞穴进行艾灸,请在专业医师的指导下进行。

§**大椎**

定位:取穴位时正坐低头,该穴位于人体的颈部下端,第7颈椎棘突下凹陷处。若突起骨不太明显,让患者活动颈部,不动的骨节为第一胸椎,约与肩平齐。

功效:通调阳气,解表退热。

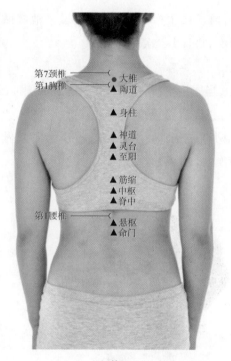

第7颈椎 —— 大椎
第1胸椎 —— 陶道
▲ 身柱
▲ 神道
▲ 灵台
▲ 至阳
▲ 筋缩
▲ 中枢
▲ 脊中
第1腰椎 —— 悬枢
▲ 命门

大椎

§肺俞

定位:在背部,当第3胸椎棘突下,旁开1.5寸。

功效:调补肺气,止咳平喘。

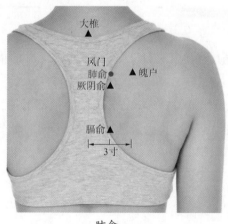

大椎 ▲
风门
肺俞 ● ▲ 魄户
厥阴俞 ▲
膈俞 ▲
3寸

肺俞

§ 肾俞

定位:在腰部,当第2腰椎棘突下,旁开1.5寸。

功效:益肾助阳,纳气利水,强腰聪耳。

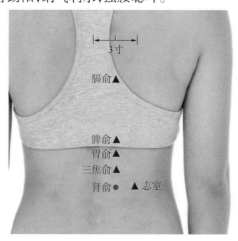

肾俞

注意事项:见夏至篇。

四、腺样体肥大

1. 什么是腺样体肥大

腺样体是位于人体鼻咽顶部和咽喉壁处的一种淋巴组织。腺样体肥大是因炎症反复刺激,进而发生的病理性增生,多见于儿童或青少年,可导致上呼吸道阻塞,长期缺氧会影响患儿的生长发育和认知能力。

2. 发病特点

(1)发病人群　以儿童多见。

(2)症状表现　鼻塞、睡眠打鼾、张口呼吸等症状,夜间平卧时加重,严重者可出现睡眠呼吸暂停,长期张口呼吸的儿童可出现"腺样体面容"。

3. 如何防治

(1)中药内服　中医采用化痰散结、活血通窍、调补脾肺之品,能够缓解患儿的症状,改善呼吸功能和睡眠质量,并且能提高患儿的免疫力,减少上呼吸道感染,从而减少复发。

(2)中医外治　详见"过敏性鼻炎"。

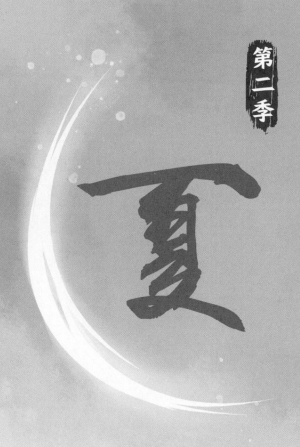

第二季

夏

一、饮食调养

1. 合理补充水分与盐分

夏季暑气蒸腾，天气复杂多变，儿童新陈代谢旺盛，损失水分较多，最易伤津耗气，故应注意及时给予补充水分、盐分。水分的补充建议少量多次，宜饮用温开水、合格的矿泉水，尽量少喝碳酸类饮料等。盐分的补充以菜汤、肉汤等及自制新鲜的果汁饮料为主，菜汤、肉汤如西红柿汤、丝瓜汤、鱼汤、排骨汤等，新鲜的果汁饮料如橙汁、苹果汁、柠檬水等。

2. 宜酸味及咸味、适当苦味食物

《素问·脏气法时论》说："心苦缓，急食酸以收之。"酸性收引，且酸味生津止渴，适当食用酸性食物可以使皮肤腠理收缩，达到生津止汗的目的，如番茄、柠檬、乌梅、酸枣仁、山楂、橙子、猕猴桃等都属于酸性食物。还应该适当增加咸味食物，《素问·脏气法时论》说："心欲软，急食咸以软之。"心火亢盛而急，咸味能软其急，泻其火，而从现代医学的角度看，咸味食物，如紫菜、海带、猪脚、蛤蚧、海蜇等能补充汗出丢失的盐分。

可适当食用苦味的食物，所含的生物碱具有清热消暑的功效，以蔬菜为主，如苦瓜、生菜、芹菜、茴香等。苦味食物不但能消除人内心的烦躁，清醒头脑，还可增进食欲，健脾利胃。

3. 合理进食水果、蔬菜

应适当吃一些具有解暑作用的水果如西瓜、山楂、橙子、甜瓜、桃等，蔬菜如番茄、黄瓜、西兰花、青椒、冬瓜等。同时蔬菜和水果的维生素较丰富，有利于夏季饮食维生素的合理搭配。

4. 合理补充蛋白质

夏季不宜进补，以清淡饮食为要，但也需合理补充蛋白质，可以选择鱼、瘦肉、蛋、奶类等优质蛋白质。

5. 不宜多吃过寒食物

饮食要顺应夏季阳盛于外之特点，不可过寒，加之小儿脾胃虚弱，胃肠黏膜娇嫩，对冷热刺激敏感，要少吃冷饮、冰淇凌等。贪凉则会影响胃液的正常分泌及胃肠的正常蠕动，诱发消化系统疾病。

二、衣着调护

由于小儿皮肤娇嫩，出汗较多，衣物应具备穿脱方便，柔软、吸湿、透气性好和洗涤方便等特点，以浅色的纯棉或纯针织品为宜。暑气熏蒸，小儿容易感受暑邪发生中暑。在室外烈日下，要戴帽子。夏季炎热，周身汗毛孔张开，风邪易入内而引起病患，要注意胸背部和腹部的保暖，避免直接暴露于外。同时要避免直对电扇或靠近空调散风口纳凉。游玩时衣服汗多湿透需及时更换。出入有空调的地铁、商场等凉爽环境，要注意避免被凉气所伤。准备一个薄的外套，随时应对忽冷忽热、骤冷骤热。

三、运动调护

夏季炎热，运动一定要小心中暑的危险。不要在烈日下玩耍，可选择在有风的树阴下或有空调的室内游乐场所。注意控制孩子玩耍的时间，晨起及太阳落山时较为合适。

四、睡眠调护

夏天昼长夜短，睡眠时间短，天气炎热出汗多，人易困乏，故应顺应天时夜睡早起。夏日午时气温最高，午睡不宜过久，以 0.5～1h 为宜，夜晚应在九点半前入睡。卧室内保持凉爽，避免宝宝直接吹电扇和空调；空调房间要经常通风，注意居室内空气新鲜且温度不要太低，内外温差过大容易感冒。为避免蚊虫叮咬，夜间可使用蚊帐。

五、情志调摄

《素问·四气调神大论》载，"夏三月……使志勿怒，使华英成秀，使气得泄，若所爱在外"，描述了夏季三月情志应保持愉快，切勿发怒，要使精神之英华适应夏气以成其秀美，使气机宣畅，通泄自如，精神外向，对外界事物有浓厚的兴趣。夏季和心在五行当中均属于火，烈日酷暑，火气伤人，心神最易受扰，使人心烦意躁、躁动不宁，所以要注意养心安神。

立/夏

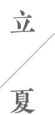

二十四节气|立夏　苦夏养心

《江村》　唐·杜甫

清江一曲抱村流，长夏江村事事幽。

自去自来堂上燕，相亲相近水中鸥。

老妻画纸为棋局，稚子敲针作钓钩。

但有故人供禄米，微躯此外更何求。

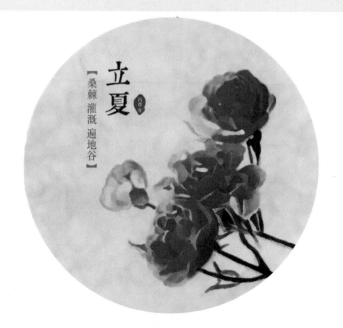

立夏 丙申年

【桑棘 灌溉 遍地谷】

立夏是二十四节气中夏季的第一个节气,表示孟夏时节的正式开始。《月令七十二候集解》有曰:"立夏,四月节。立字解见春。夏,假也。物至此时皆假大也。"此时,告别了生机蓬勃的春天,迎来繁茂的夏天。

五脏之中的心对应夏,"心为一身之主,脏腑百骸皆听命于心,故为君主"。"心主神明,为神明之用。"夏日气温升高,加剧紧张情绪,使人极易烦躁不安,心火过旺。故夏至的调养,重在养心。

一、中医调护推荐

入夏吃"苦",胜似进补。苦味入心,苦味食物如生菜、菠菜、苦瓜、芹菜、莲子、百合等,具有解暑除燥、养心安神、促进食欲等作用。但是,苦味食物均属寒凉,体质比较虚弱者不宜食用。

立夏以后人体肝气渐弱、心气渐强,可适度增加酸性食物的摄入。同时酸性收引,夏季人体皮肤腠理大开,排汗量增大可造成心阳不足,适当地食用酸性食物可以使皮肤腠理收缩,达到生津止汗的目的。

二、膳食推荐

1. 小米大枣粥

（1）食材　小米100g,去核大枣15g。

（2）制法　先用小米煮粥,熟后放入大枣,搅匀。

（3）功效　补脾润燥,宁心安神。

（4）解析　大枣性平,味甘、酸,归心、肝、胆经,含大量脂肪油和蛋白

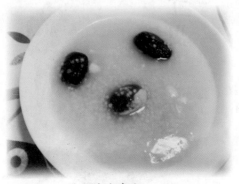

小米大枣粥

质,并含甾醇、三萜类、酸枣仁皂苷和大量维生素C等,具有养心、安神、敛汗的功效,经常食用可健脾开胃,消食化滞。小米含有丰富的营养成分,如优质蛋白质、脂肪、糖类(碳水化合物)、维生素、无机盐和淀粉等,具有养胃益脾、促进消化的功效。

2. 西芹炒百合

(1)食材　西芹200g,新鲜百合100g,油、盐、砂糖适量。

(2)制法

第一步:西芹洗净,斜切成小段。锅里水煮开,放入西芹焯水一分钟左右,捞出冲凉水沥干。

第二步:百合去掉黑色部分,瓣成小片,洗净沥干。

第三步:烧热锅,倒入油加热后,放焯过水的西芹翻炒片刻,放入百合,加盐、糖快速翻炒入味,看到百合边缘变透明立刻关火出锅即可。

(3)功效　清心安神。

(4)解析　西芹性凉味甘,富含芳香油,维生素B_1、B_2、烟酸、微量元素钙、磷、铁及粗纤维等物质,具有促进食欲、健脑、清肠利便等功效。百合性微寒味甘,具有润肺止咳、养阴清热、清心安神的功效。百合除含淀粉、蛋白质、脂肪、钙、磷、铁、维生素B_1、B_2、维生素C、胡萝卜素等营养素外,还含有一些特殊的营养成分,如秋水仙碱等多种生物碱,具有良好的营养滋补之功。

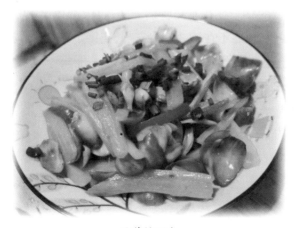

西芹炒百合

三、注意缺陷多动障碍

1. 什么是注意缺陷多动障碍

注意缺陷多动障碍是一种儿童行为障碍性疾病,有着严格的临床指征。这类患儿的智力正常或基本正常,其行为特点有以下几种:

(1)活动过度,经常在需要安静的场合过分跑跳、攀爬,不听劝阻,显得精力过度旺盛。上课时小动作多,甚至擅自离开教室。话多、喧闹、插嘴、影响课堂纪律。

(2)注意力集中困难,很容易受到外界干扰而分散注意力。

(3)任性冲动,情绪不稳,自我控制能力差,在冲动时打闹不休。不高兴时甚至会出现攻击性行为。

(4)学习困难,但这并非由于智力低下引起,而是与注意力不集中、多动有关。成绩时好时坏,并随着升入高年级而逐渐下降。学习和考试时出现不应出现的"低级错误"。

2. 注意缺陷多动障碍的几大误区

误区一:"不多动的孩子就不是注意缺陷多动障碍"

很多父母会认为"我的孩子平时很安静,不会是注意缺陷多动障碍"。其实,注意缺陷多动障碍分为3种类型:其一为多动冲动型;其二为注意力缺陷型;其三是混合型。

注意力缺陷型的孩子往往乖巧听话老实,可大都做事拖拉磨蹭。尤其是上课时,常东张西望,心不在焉。貌似安静,实则走神。做作业时,边做边玩、随便涂改、马马虎虎、潦潦草草、错误不少。不能集中注意力做一件事,常有始无终,虎头蛇尾。

误区二:"注意缺陷多动障碍不需要治疗"

许多父母认为,注意缺陷多动障碍孩子长大后症状会逐渐消失,也就会自然痊愈了。有的父母甚至认为注意缺陷多动障碍不是病,不需要治疗。其实注意缺陷多动障碍不仅是一种疾病,孩子在行为方面无法自控,而且如果没有及时治疗,病情会进一步发展,结果影响其生活和学习,对家庭、学校都会产生不良影响,长大后还会给社会带来不稳定因素。因此,注意缺陷多动障碍应早发现、早诊断、早治疗,防止病情的进一步加重。

误区三:"注意缺陷多动障碍和饮食无关"

也许会有父母认为孩子出现这个疾病和饮食是没有什么关系的,其实并非如此,研究发现,含酪氨酸类食物(如挂面、奶油糕点等)、含水杨酸盐类食物(如番茄、苹果、橘子、杏等)和某些食品添加剂(如胡椒油、味精及食用色素等)与儿童注意缺陷多动障碍有关,病患儿童应尽量忌食。有家族遗传因素的儿童也建议少吃,以免诱发该病。

另外,高糖饮食可以引起该病。注意缺陷多动障碍孩子不宜使用含铅的食器,不宜食用可能受到铅污染的食物,如贝、虾、莴苣、甘蓝、松花蛋、爆米花和油煎炸烤食品等。

饮食应选择多吃富含微量元素钙、铁和锌,蛋白质和卵磷脂的食物,如动物肝、鱼、鱼子、鸡蛋、大豆、豆制品、制桃仁、花生米等。

3. 注意缺陷多动障碍的日常防护

家长发现孩子注意力不集中时,应尽早到医院进行筛查评估和干预。在治疗过程中需要家长、老师、医生以及全社会的共同参与和配合,才能取得良好的效果。家长在日常防护中应注意以下几点:

(1)注意家庭教育方式,粗暴强制的教育方法和过度溺爱、过度保护都可使孩子长期处于紧张状态,使他们更容易养成任性、脾气暴躁、注意力差的不良习惯。家长要主动与老师保持联系,相互反馈信息,共同促进患儿的好转。

(2)每天要保证30min以上的有氧运动。

(3)培养孩子良好的生活学习习惯,按时作息,减少电子产品的使用,保证充足的睡眠时间,加强集中注意力的训练,培养孩子的正确学习态度和学习兴趣。

(4)消除家庭中导致注意缺陷多动障碍的不良刺激或精神紧张因素,多鼓励少呵斥,协调好家庭人际关系,营造和谐的家庭氛围,防止因家庭因素使孩子心神不宁、焦虑紧张和过度兴奋。

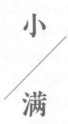

二十四节气丨小满　防虫叮咬

《五绝·小满》　宋·欧阳修

夜莺啼绿柳,皓月醒长空。

最爱垄头麦,迎风笑落红。

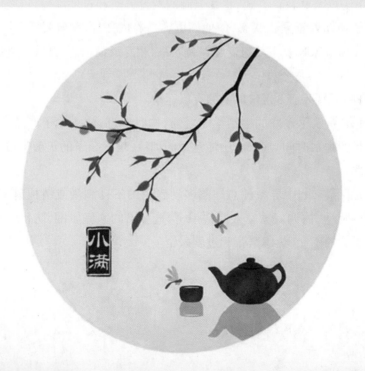

小满是二十四节气中夏季的第二个节气,夏熟作物籽粒开始灌浆,饱满但未成熟,小得盈满故称"小满"。小满前后的主要天气特点是高温高湿多雨,是虫害滋生的时节。

一、中医调养推荐

1. 宜

小满过后,雨水渐多,空气潮湿,气温渐高,小满养生以清热健脾化湿为主,宜多食苦瓜、丝瓜、冬瓜、萝卜、西瓜等。

2. 忌

在饮食方面要少吃辛辣肥腻、生湿助湿的食物,如辣椒、酒、羊肉、鱼、虾等,以免湿热蕴结而导致皮肤湿疹、口舌生疮等不适。另外,小满气温升高,很多儿童喜食冷饮降温,但小儿脾胃功能发育未全,冷饮过量会损伤脾胃,出现腹痛、腹泻等不适,宜避免过量进食生冷食物。

二、膳食推荐

1. 苦瓜焖鸭片

(1)食材 鸭腿250g,苦瓜100g,油、盐、冰糖、姜、老抽、豆豉适量。

(2)制法

第一步:鸭腿洗净,剁成大小适中的块,姜洗净,拍碎。

第二步:大火将水烧开,放入鸭块,烫3min,捞出沥干水分。

第三步:锅内油半热放入姜末、豆豉和冰糖,翻炒出香味。放入烫过的鸭肉,翻炒几下,焖5min,再翻炒3min。

第四步:倒入适量的老抽,翻炒,加水没过鸭肉,烧开后大火焖烧10min,放入苦瓜块和盐,翻炒至汤汁收干即可。

(3)功效 健脾养胃,养阴清心。

(4)解析 鸭肉蛋白质含量高,脂肪含量适中,富含钙、磷、铁、烟酸和

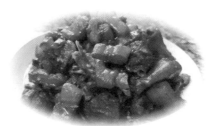

苦瓜焖鸭片

维生素 B_1、B_2 等,具有滋阴养胃、健脾补虚、利湿的功效。苦瓜具有开胃消食、清暑美容的功效,适合夏季服用。

2. 丝瓜炒蛋

(1)食材　丝瓜200g,草鸡蛋2枚,油、盐、料酒、葱花适量。

(2)制法

第一步:将鸡蛋2枚打碎并淋入料酒,搅拌均匀备用,将丝瓜去皮切片或切丁,焯水后,沥水备用。

第二步:猛火将炒锅加热入油,待油温升高倒入鸡蛋炒熟盛碗备用。

第三步:猛火将炒锅加热入油,待油温升高倒入丝瓜炒熟,加入已熟鸡蛋同炒,然后按个人口味加入盐、葱花翻炒小会即可。

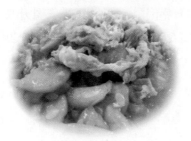

丝瓜炒蛋

(3)功效　清暑祛湿,解毒通便。

(4)解析　丝瓜具有清暑凉血、解毒通便、祛风化痰、润肌美容、通经络、行血脉、下乳汁等功效。丝瓜中含有蛋白质、脂肪、糖类、粗纤维、钙、磷、铁、瓜氨酸以及核黄素等B族维生素、维生素C,还含有人参中所含的皂苷成分。

3. 荸荠莲藕羹

(1)食材　荸荠250g,藕150g,冰糖适量。

(2)制法

第一步:荸荠洗净去皮,藕洗净切小块。

第二步:沙锅加水适量,将荸荠、藕同入锅内文火煮炖20min。

第三步:加入冰糖再炖10min,起锅即可。

(3)功效　清热利湿,健脾开胃,止泻固精。

(4)解析　荸荠具有生津止渴、利肠通便的功效。其营养丰富,含有蛋白质、脂肪、粗纤维、胡萝卜素和糖类,能促进大肠蠕动,适用于热邪引起的食积,腹胀和大便燥结等。

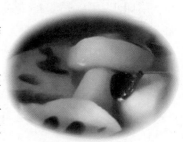

荸荠莲藕羹

莲藕具有清热凉血功效。藕的营养价值很高,富含铁、钙等微量元素及植物蛋白质、维生素等,有明显的补益气血,增强人体免疫力作用。适用于高热烦渴、脾胃气虚、食欲不振者。

三、虫咬性皮炎

1. 什么是虫咬性皮炎

虫咬性皮炎又称丘疹性荨麻疹,是夏秋季节常见的儿童皮肤病。

虫咬性皮炎的表现为叮咬处出现丘疹、风团、水肿性红斑、水疱、丘疱疹、瘀点、瘀斑等。中间可见刺吮点,散在分布或数个成群。可发生于身体各部位,并伴有不同程度的痒、刺痛感。其中以皮肤瘙痒最为常见。

2. 如何预防蚊虫叮咬

(1)净 保持生活环境整洁;儿童衣着干净宽松;经常洗澡、洗手以去除身上的汗味及食物残留味道。

(2)避 避免宝宝去草丛、灌木丛、树林、沼泽地、潮湿的地方玩耍;避免身体暴露太多;避免在黄昏蚊虫活动高峰时外出玩耍;避免使用含有香味的洗涤剂、护肤品、香水、香波;避免抓破皮肤;用防蚊帐避蚊。

(3)驱 利用中药金银花、丁香、艾叶、白芷、藿香、石菖蒲、苍术、紫苏叶各10g,薄荷12g,将这九味中药用透气布袋包在一起,佩戴在儿童身上,通过药草散发出气味能安全有效驱蚊,并解决家长对市面防蚊药水含有杀虫剂的顾虑。

3. 被蚊虫叮咬后如何处理

(1)止痒 瘙痒是虫咬性皮炎最主要的损害之一,市面上很多驱蚊水都有清凉止痒的功能,外涂炉甘石洗剂也有很好的止痒效果。

(2)消炎 对于症状较重或者皮肤破损出现感染的患者及时至医院就诊,遵医嘱使用抗生素,进行局部皮肤消毒等。

(3)防抓挠 勤剪手指甲,谨防挠抓破损感染。

(4)护眼 谨防外用药及驱虫喷剂等误入小儿眼睛。

芒 / 种

二十四节气 | 芒种　温养阳气

《芒种·其二》 宋·韩淲

栽匀明日问青黄，惜水修塍意更忙。

少候根中新叶出，又看晴雨验朝阳。

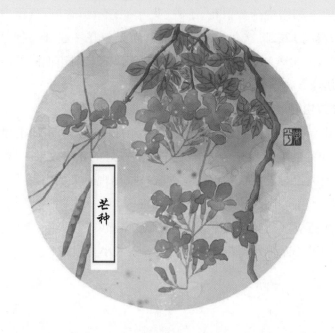

芒种

"艳阳辣辣卸衣装,梅雨潇潇涨柳塘。南岭四邻禾壮日,大江两岸麦收忙。"说的正是芒种时节的气象。芒种作为一年之中的第9个节气,正处于气温显著升高、雨量充沛的六月,此时农作物有收获,亦有忙于播种者,故而得名。

芒种时节,地处长江中下游的江南已进入梅雨季节,天气炎热,降雨量大,气候潮湿闷热,汗出而热不解。人们体感的不适,让风扇、空调、冷饮等纷纷登场。然而,对于脏腑娇嫩的儿童来说,这些降温方法虽然解了一时之热,但若是使用过多或不当,则会导致感冒、腹痛、腹泻等疾病的发生。

一、中医调护推荐

1. 温养阳气

芒种时节已入夏,此时暑气逼人,常导致人体的阳气宣发太过,或因食冷贪凉,致使人体的阳气虚衰。

中医认为阳气是维持人体生命活动的原动力,注重保护阳气,在养生方面提倡天人相应,夏季是自然界阳气生长至旺盛的时节,此时应顺应阳气的正常生长升发,注意不要让寒凉之气折损阳气。阳虚体质的儿童可在这个时节运用各种中医手段,内服如中药、膏方,外治如敷贴、艾灸等,增强自身的阳气,从而达到维持阴阳平衡的目的,减少感冒、咳嗽、哮喘、腹泻等疾病的发生。

2. 如何在日常生活中护阳

(1)日常生活莫贪凉 在炎炎夏日中,空调、风扇成为人们必不可少的降温神器,但使用应正确而有度,否则容易损伤人体的阳气。那么,应该怎么做呢?

§不宜汗出当风

从室外炎热的环境进入室内时,应擦干身上的汗渍,并更换干燥、吸汗、透气的衣物后,再开空调或风扇。

§不宜对风直吹

空调、风扇不应对着人吹,可将风向调整为吹向墙壁,利用折返的气流来降温,则不易受凉。

§不宜大量进食生冷食物

冷饮、冰镇瓜果等生冷饮食会损伤脾胃的阳气,小儿脾胃较弱,亦不宜食用。口渴时宜饮温水解暑,瓜果则以新鲜的、室温下的为佳,不宜食用冰镇过的。如果是经冰箱冷藏过的瓜果,应放至室温再食用。

(2)重点部位要保暖

颈部、腹部、足部有多条经脉循行,这些部位受凉易发生感冒、咳嗽、腹痛、腹泻、肌肉痉挛等病证,因此应注意保暖。

§颈部

颈部有大椎、天突、风池等穴位,寒邪袭颈,易导致落枕、感冒、咳嗽等症。当进入地铁、商场和影院等有冷气的环境中时,应披一件带领的衣服,以保护颈部不受寒。

①天突穴　定位:在颈部,当前正中线上,胸骨上窝中央。

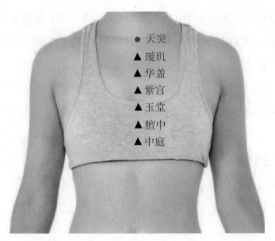

天突

②大椎穴　定位:取穴位时正坐低头,该穴位于人体的颈部下端,第7颈椎棘突下凹陷处。若突起骨不太明显,让患者活动颈部,不动的骨节为第1胸椎,约与肩平齐。

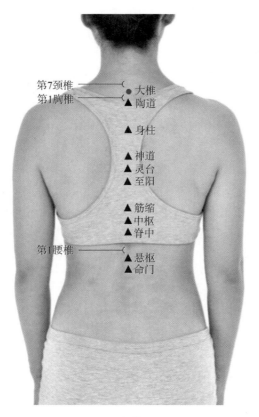

第7颈椎 —— ● 大椎
第1胸椎 —— ▲ 陶道

▲ 身柱

▲ 神道
▲ 灵台
▲ 至阳

▲ 筋缩
▲ 中枢
▲ 脊中

第1腰椎 —— ▲ 悬枢
▲ 命门

大椎

③ 风池穴　定位：位于胸锁乳突肌与斜方肌上端之间的凹陷中，平风府穴。

§腹部

腹部是中焦脾胃大小肠之所在，腹部受寒则易出现腹痛、腹泻等症。除饮食宜温之外，应注意腹部保暖，不穿露脐装，睡觉时应使用薄被覆盖腹部保暖。若孩子夜间喜动，也可以佩戴肚兜等进行腹部的保暖。

神阙(肚脐)穴　定位：在腹中部，脐中央。

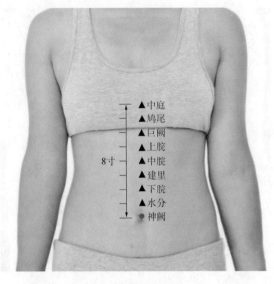

神阙

§足部

足三阴经皆从足部循行,足部受寒,不仅会出现局部疼痛、肌肉痉挛等不适,还可以导致感冒、消化不良等疾病。因此,哪怕是夏季也不应赤足于地面活动,必要时可着薄袜子进行足部保暖。

3. 汗后洗澡宜温水

芒种时节天气潮湿闷热,动则汗出淋漓,很多人都喜欢冲个冷水澡,此法不利于健康。出汗是人体散热的本能反应,通过皮肤毛细血管扩张从而散热,能有效地降低人体温度,减少炎热环境的影响。儿童对于环境影响的调节能力弱于成人,如果立即冲冷水澡,会刺激皮肤毛细血管收缩,反而导致散热困难、体内温度升高,血管收缩还可致回心血量增加,进而加重心脏的负担。而且运动后汗孔开张,冷水浴可令寒邪从汗孔进入人体,埋下健康隐患。因此,汗后沐浴宜用温水,不仅可以洗去皮肤上的污垢和脂肪,还可减少对人体正常散热功能的影响,有利于健康。

二、膳食推荐

1. 桂圆薏苡仁莲子粥

（1）食材　桂圆25g，薏苡仁200g，莲子50g，糯米100g。

（2）制法

第一步：将薏苡仁、莲子洗净，温水浸泡40min后捞起备用。

第二步：在锅中加适量水，放入桂圆和泡好的薏苡仁和莲子，大火煮半小时。

第三步：再放入糯米，中火煮至黏稠即可。

（3）功效　健脾利湿。

（4）解析　桂圆性温味甘，能补益心脾、养血安神；薏苡仁利水渗湿，有较好的祛湿作用；莲子既能健脾益肾，又能养心安神；而糯米含有蛋白质、烟酸及多种矿物质元素，营养丰富，性温味甘，能益气健脾，是健脾利湿的食疗佳品。

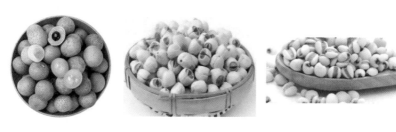

桂圆　　　　　　　　薏苡仁　　　　　　　　莲子

2. 西兰花芦笋排骨煲

（1）食材　西兰花150g，芦笋80g，肋排430g。虾米、蒜头若干，调味鸡汁、生粉、砂糖、生抽、橄榄油适量。

（2）制法

第一步：将肋排洗净，放入碗中，加入适量的调味鸡汁、生粉、砂糖、生抽和清水拌匀，腌制30min。

第二步：将西兰花和芦笋用淡盐水浸泡30 min，择洗干净，芦笋切段，西兰花切小朵；将芦笋和西兰花放入煮锅中焯烫一下，捞起、沥干。

第三步:将洗净的虾米和蒜头放入砂锅中,倒入适量的橄榄油爆香出味;放入肋排,炒匀,倒入适量的芡汁,盖锅盖,文火煲20 min;揭盖收汁。

第四步:放入芦笋和西兰花,盖锅盖,煲2 min,即可。

(3)功效　清热解暑。

(4)解析　西兰花富含维生素C、烟酸和矿物质元素,营养丰富。芦笋含有大量的膳食纤维和硒元素,是很好的抗氧化食物,并且能清热利小便,是药食同源的佳品。

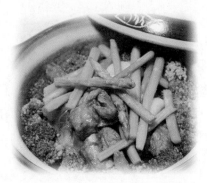

西兰花芦笋排骨煲

3. 冬瓜山药扁豆汤

(1)食材　冬瓜500g,山药30g,白扁豆30 g。

(2)制法

第一步:将冬瓜、山药洗净切碎,放入锅中。

第二步:在锅中放入白扁豆。

第三步:加水,以大火煮熟。

第四步:改小火熬煮即可。

(3)功效　益气健脾,祛湿清暑。

(4)解析　冬瓜含丰富的维生素B_1,其含钾量明显高于含钠量,是典型的高钾低钠型蔬菜,冬瓜性寒味甘,有消热、利水、消肿的功效。山药性平味甘,是重要滋补药品,具有滋补益肾、健胃化痰、补中益气、安神等功效。白扁豆健脾和胃、消暑化湿,能补五脏。

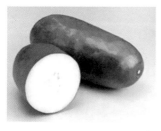
冬瓜

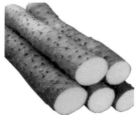
山药

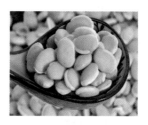
扁豆

三、阴暑

1. 什么是阴暑

阴暑是发生在夏季,由于贪凉嗜冷,导致风寒湿邪侵袭人体而引发的外感疾病。

2. 发病特点

(1)发病人群　好发于儿童、老年人、孕产妇及体弱者。

(2)症状表现　恶寒、发热,无汗,身重疼痛,神疲倦怠,可伴有腹痛、腹泻。

3. 如何治疗及护理

(1)对症处理发热。

(2)中医可采用疏风散寒祛湿之品,如新加香薷饮、藿香正气液等。

(3)饮食宜温和清淡,发热患儿不宜捂汗,亦不宜对风直吹。

夏/至

二十四节气|夏至　冬病夏治

《浣溪沙》　宋·楼锷

夏半阳乌景最长,小池不断藕花香。

电影雷声催急雨,十分凉。

芡剥明珠随意嚼,瓜分琼玉趁时尝。

双桧堂深新酿好,且传觞。

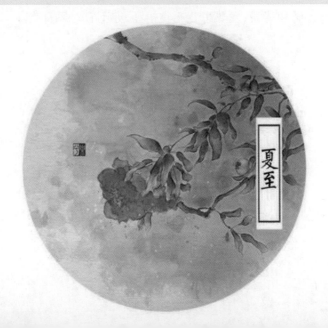

夏至,是一年最重要的两个天地阴阳转换的节点(夏至、冬至)之一。夏为大,至为极,万物繁茂至极,阳盛极致,这天在一年中日影最短、白天最长、黑夜最短。《礼记》曰:"夏至到,鹿角解,蝉始鸣,半夏生,木槿荣。"夏至一阴初生,这天之后,阳气渐弱,阴气渐长,鹿角感阴气而开始脱落,知了感受阴气开始鸣叫,半夏、木槿2种植物逐渐繁盛开花。

夏至时阳气于体表最盛,经络气血流注最盛,为补足体内阳气,祛除寒邪、湿邪的最好时机,同时又是阴气始生的重要节点。此时阳浮于外,中阳相对不足,且一阴初起,真水尚微,人体偏虚。故夏至的调养,既要顺应阳盛于外,顾护好阳气,也要适应阴气始生于下的特点,保证阴气顺利上升。

一、中医调护推荐

推荐冬病夏治。

1. 什么是"冬病夏治"

"冬病夏治"是根据"春夏养阳,秋冬养阴"的理论,利用夏季人体阳气最旺盛之际,补足体内阳气,祛除寒邪、湿邪,治疗某些属于虚性、寒性的疾病,最大限度地以阳克寒,达到标本兼治、预防保健的作用。

在夏至后的三伏天,为人体内阴寒之气易解之时,此时间段运用补充和振奋体内阳气之法,可祛寒防病。对于一些在冬季容易发作与复发的疾病(如支气管哮喘、过敏性鼻炎、慢性咳嗽、反复呼吸道感染等),此时若采取正确的调治与补养,可减缓疾病的发作,或减轻其症状,甚至达到治愈的效果。

人体的阳气为机体的生命活动提供源源不断的动力,来抵御外邪。夏至的调养非常重要,可通过扶阳来改善体质,增强免疫力。

2. 中医如何夏季扶阳

中医有很多扶阳的方法,对于儿童常见的有穴位敷贴、小儿推拿、中药、艾灸等,需要在专业医生的指导下进行。

(1)穴位敷贴

穴位敷贴为冬病夏治的主要方法,是将中草药制成各种剂型贴敷在特定穴位,通过中药对腧穴、经络的刺激及中药本身的药理作用来治疗疾病的中医外治法之一,通常在三伏天进行。

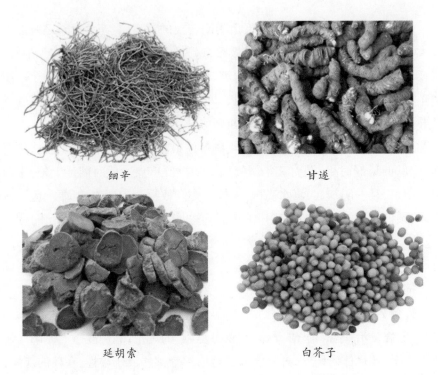

细辛

甘遂

延胡索

白芥子

夏至后人体腠理毛孔疏松,药物容易透入。此时选用辛温的外用药,如细辛、甘遂、延胡索、白芥子等,敷贴于特定的身体穴位上,可防治多种易在秋冬发作的疾病。

(2)小儿推拿

小儿推拿对于6岁以下的小朋友,效果较明显。推荐的手法如下(推拿次数可依据患儿年龄及接受度调整)。

§按揉足三里

定位、功效及操作见立春篇。

§清补脾经

定位、功效及操作见立春篇。

§按揉内劳宫

定位:在小儿掌心,横平第3掌指关节近端,第2、第3掌骨之间偏于第3掌骨。握拳屈指时,中指尖下是穴。

功效:清心安神。

操作:施术者用拇指的罗纹面着力,紧贴在小儿内劳宫穴,做反复、有节奏的轻柔缓和的回旋揉动,持续3~5min,300次左右。

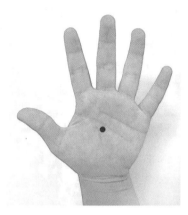

内劳宫

§按揉外劳宫

定位:在小儿手背,与内劳宫相对,手背第3掌骨和第4掌骨之间。

功效:和中理气

操作:施术者左手握小儿左手,使手心向下,将无名指、小指屈曲与掌面呈90°角,使穴位显出,以拇指螺纹面左右揉之。持续3~5min,300次左右。

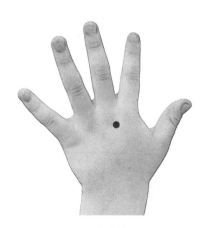

外劳宫

二、膳食推荐

1.鸡丝麻酱拌面

（1）食材　鸡胸肉200g，黄瓜半根，胡萝卜半根，绿豆芽100g，芝麻酱20g，面条250g，酱油、醋、油和盐适量。

（2）制法

第一步：鸡胸肉煮熟，放凉后撕成细丝。

第二步：黄瓜、胡萝卜洗净切丝，将胡萝卜、绿豆芽煮1min，捞出。

第三步：沸水煮熟面。

第四步：芝麻酱、酱油、醋、油、盐、一勺水搅拌均匀，拌成淋面酱汁。

第五步：将面配上鸡丝、黄瓜、胡萝卜，浇上酱汁拌匀即可。

（3）功效　温中益气，健脾益胃。

（4）解析　小麦为心之谷，性凉味甘，归心经。小麦面，则性温味甘，甘味入脾；若制面时，加入盐水，因咸入肾，可补养肾水，上敛心火。《本草拾遗》云"小麦面，补虚，实人肤体，厚肠胃，强气力"。

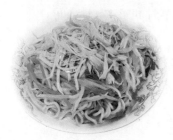

从营养学角度分析，小麦面含丰富的淀粉、维生素、氨基酸等，有较高的营养价值。鸡肉性平、温，味甘，归脾、胃经，有温中益气、补虚填精等功效，鸡肉低脂肪、高蛋白质，易被人体消化。黄瓜性凉味甘，能生津止渴、除烦解暑、消肿利尿，富含多种营养素，水分高、热量低。胡

鸡丝麻酱拌面

萝卜性平味甘，可健脾消食、补肝明目，有助于增强机体免疫力。

2.丝瓜豆腐鱼头汤

（1）食材　丝瓜1根，嫩豆腐1盒，鱼头1个，姜3片，葱白、料酒、盐、油适量。

（2）制法

第一步：丝瓜切成4～5cm长的段；鱼头洗净，去腮切开两边，嫩豆腐切块。

第二步：锅内倒油烧至六成热时，下姜、葱白爆香。

第三步：下鱼头，倒入料酒翻炒 2~3min，加适量滚水，旺火煮 10min，再放丝瓜、豆腐，小火煮 15 min，之后放盐，装入汤盘即可。

（3）功效　清热凉血，养阴生津，通经活络。

（4）解析　丝瓜性凉味甘，归肝、胃经，可清热解毒，解暑除烦，通经活络，止咳

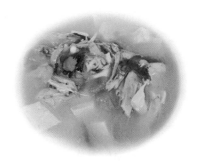

丝瓜豆腐鱼头汤

化痰。豆腐性凉味甘，《本草求真》载"入脾、胃、大肠"，为补益清热养生食品，可补中益气、清热润燥、生津止渴、清洁肠胃；豆腐的蛋白质含量丰富，含有人体必需的 8 种氨基酸，营养价值较高。鱼头营养高、口味好、富含人体必需的卵磷脂和不饱和脂肪酸。

3. 酸梅汤

（1）食材　乌梅 30g，山楂 25g，甘草 10 g，陈皮 5 g，冰糖 60 g（可根据需要调整），纯净水 1500ml。

（2）制法

第一步：将乌梅、山楂、甘草、陈皮清水洗净后置于锅内，加 1.5L 的纯净水浸泡 2h。

第二步：连水带食材大火煮开，再用小火熬制 40min 左右，放入冰糖溶化即可。

第三步：放凉以后装入瓶中冷藏。

（3）功效　消食和中，生津止渴，清凉解暑，除烦安神。

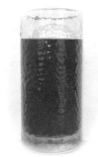

酸梅汤

（4）解析　乌梅味酸，生津止渴、敛肺止咳。山楂消食健脾，尤为消肉积之要药。甘草补脾益气、养心润肺。陈皮理气健脾、燥湿化痰。

（5）注意事项

§避免空腹服用。

§喝时避免贪凉，不可直接从冰箱取饮，应放置些许时间回温再饮。

§不可贪多：酸梅汤含有酸性物质，小孩的肠胃和身体都比较虚弱，多

食有损身体健康。

三、哮喘

1. 什么是哮喘

支气管哮喘,简称哮喘,是一种以慢性气道炎症和气道高反应性为特征的异质性疾病,以反复发作的喘息、咳嗽、气促、胸闷为主要临床表现,常在夜间和(或)凌晨发作或加剧。

2. 发病特点

(1)发病人群　初发年龄以1~6岁多见,多在3岁以内起病。儿童期男孩较多,男女患病比率为2:1,至青春期则无性别差异。

(2)症状表现

① 有明显的遗传倾向。

② 自发病以来哮喘发作≥3次。常突然发作,发作之前,多有喷嚏、咳嗽、胸闷等先兆症状。发作时喘促,气急,喉间哮鸣,咳嗽阵作,甚者不能平卧,烦躁不安,口唇青紫。

③ 与接触过敏原、冷空气、理化刺激、呼吸道感染、运动以及过度通气(如大笑和哭闹)等有关,常在夜间和(或)凌晨发作或加剧。

3. 如何治疗及护理

要坚持长期、持续、规范、个体化治疗。发作期治其标、迁延期标本兼治、缓解期治本为基本原则。

(1)急性发作期　快速缓解症状,如平喘、抗炎治疗。

(2)慢性持续期和临床缓解期　防止症状加重和预防复发,做好自我管理。

(3)中医药治疗　中医药治疗优势明显。采用多种疗法综合治疗,除辨证论治口服汤药外,冬病夏治敷贴、针灸、耳穴等可增强疗效。

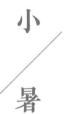

小 / 暑

二十四节气｜小暑　防暑消暑

《小暑六月节》　唐·元稹

倏忽温风至，因循小暑来。

竹喧先觉雨，山暗已闻雷。

户牖深青霭，阶庭长绿苔。

鹰鹯新习学，蟋蟀莫相催。

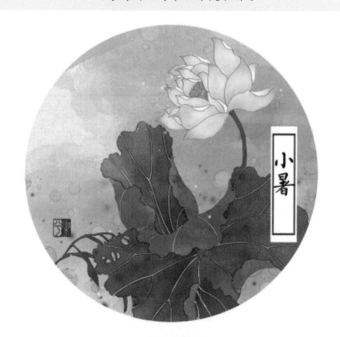

"小暑大暑,上蒸下煮",一句谚语概括了小暑的天气特点。小暑的气候潮湿炎热,儿童脏腑娇嫩,暑邪易耗散正气,导致津液丢失过多及损伤脾胃,出现口渴,食欲下降,腹泻等不适及疰夏的症状,因此如何避暑及补水在防暑养生中至为重要。

一、中医调护推荐

小暑至,盛夏始。气温越来越高,儿童出汗较多,容易丢失津液,可适当多摄入酸味水果,如番茄、柠檬、乌梅、葡萄等,不仅敛汗止泻祛湿,而且能健胃消食、促进食欲。

二、如何正确防暑

1. 儿童防暑小妙招

(1)躲高温　尽量避免在中午高温时出门,选择早晚阴凉时候外出。

(2)自制清凉饮品　自制新鲜的水果汁,如西瓜汁。也可选择清热、祛湿、解毒的中药茶,如五花茶(菊花、槐花、金银花、鸡蛋花和木棉花)。

(3)及时补充水分　注意多喝水,有条件的可以在水里面放盐或者给予口服补液盐冲水喝,补充因出汗过多而丢失的体内电解质。

(4)中成药　可以服中成药祛暑,例如,十滴水或者藿香正气水,都是传统的具有清热、祛暑、解表作用的药物。

2. 儿童消暑饮品推荐

(1)时令蔬果汁类

§西瓜汁

将西瓜瓤500g,去籽,放入榨汁机中打成汁状,加入500ml凉开水及适量白糖和少许盐。本品具有清热消暑、生津止渴的作用。

§黄瓜汁

将黄瓜瓤500g,去籽,放入榨汁机中打成汁状,加入500ml凉开水及适量白糖。本品具有清热消暑、消肿利尿、除热的作用。

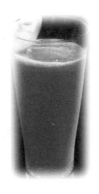

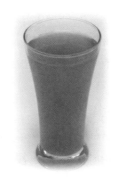

西瓜汁　　　　　　　　　　　　黄瓜汁

§火龙果苹果汁

半个火龙果去皮,1个苹果削皮,去籽,
放入榨汁机中打成汁状,加入500ml凉开水
及适量白糖。本品具有清热消暑、润肠通便
的作用。

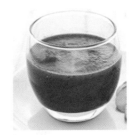

（2）花茶类

火龙果苹果汁

§金银花茶

金银花10g,冰糖5g,开水浸泡,代茶饮。能起到清热解毒、消暑止渴的
作用,可防治儿童痢疾、痱毒等。

§菊花茶

白菊花10克,开水浸泡,加冰糖适量,代茶饮,有清热明目、消暑止渴的
作用,非常适合上火易发脾气的儿童饮用。

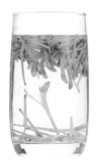

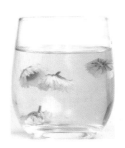

金银花茶　　　　　　　　　　　　菊花茶

§薄荷凉茶

鲜薄荷叶 10g,绿茶 3 g,开水浸泡,加冰糖适量,待凉后饮用,有清凉止渴、祛风利咽的作用,也适用于儿童小暑感冒较轻者。

（3）药食养生茶类

§荷叶山楂凉茶

鲜荷叶 20g,山楂 10g,开水浸泡,加冰糖少许,凉后饮用,有消暑止渴、降脂减肥的作用,适合于肥胖儿童饮用。

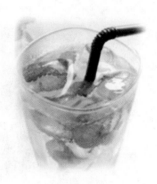

薄荷凉茶

§五味枸杞子茶

五味子 50g（用小纱布袋装好）,枸杞子 50 g。置于砂锅内加净水 1500ml,用文火煎沸取液弃渣,将其汁倒入盖杯中,加冰糖适量搅匀即可分次饮用。有健脾胃、补肝肾和生津止渴的作用。适用于气血不足的儿童。

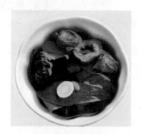

荷叶山楂凉茶

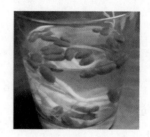

五味枸杞子茶

3. 防暑佳品绿豆汤如何吃才健康

绿豆汤具有清热解毒、止渴消暑的功效,因其取材简单、制作方便,是中国民间传统的解暑佳品。绿豆虽好,但其性寒凉,易损伤人的脾胃,儿童食用宜选对方法。

（1）热重儿童

§表现

易生疔疮,反复扁桃体炎,目赤,小便黄,气味重,大便干等。

§制作要点

宜大火煮沸,不能久煮,熬出来的汤颜色碧绿清澈,清热祛暑作用最强。

§配伍制作

金银花绿豆汤(绿豆100g,金银花30g);莲子心绿豆汤(绿豆100g 莲子心10g)。

(2)脾虚湿重儿童

§表现

面黄,食欲差,口水多,大便稀溏或不消化,肢体困重,乏力,舌苔腻等。

§制作要点

宜大火煮沸,小火久煮,煮至豆烂。

§配伍制作

绿豆粥(绿豆或大米);山药绿豆汤(绿豆200g,山药100g);三豆汤(绿豆,赤豆,黑豆等适量),三豆久煮至豆烂。

(3)儿童慎用　冰镇绿豆汤,服药(中药或西药)期间慎服,但可以与清热解毒中药方剂同时使用。

(4)绿豆同食禁忌　不能与鲤鱼同食。

三、膳食推荐

1.莲子鸡丁

(1)食材　鸡脯肉250 g,油50 g,鸡蛋2只,白莲子10 g,白糖10 g,葱、姜、盐、料酒、味精、淀粉适量。

(2)制法

第一步:将莲子用热水氽熟。鸡脯肉切成斜丁。葱姜切片;鸡丁放入碗中,加入盐、料酒、味精、蛋清、淀粉搅匀上浆。

第二步:将葱姜放入另一碗中,加料酒、盐、味精、白糖、水淀粉调成汁,待用。

第三步:炒锅烧热,入油放鸡丁煸炒,加入莲子,翻炒均匀至鸡丁成熟,将碗汁迅速倒入锅中翻炒,使汁均匀挂在原料上即可。

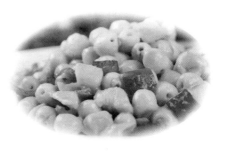

莲子鸡丁

（3）功效　健脾补肾,养心强身。

（4）解析　鸡肉蛋白质的含量比例较高且易消化,含有对人体生长发育有重要作用的磷脂类,有增强体力、强壮身体的作用。莲子含有丰富的淀粉、棉子糖、蛋白质、脂肪、钙、铁、磷和莲碱等营养成分;莲子善于补五脏不足,通利十二经脉气血,是老少皆宜的滋补品,更是常用的营养佳品。

2. 炒西瓜皮

（1）食材　西瓜皮600 g,葱10 g,姜5 g,味精1 g,盐3 g,白糖5 g,酱油5 g,香油5 g,植物油20 g。

（2）制法

第一步:将西瓜皮洗净,削去硬皮,切成片。

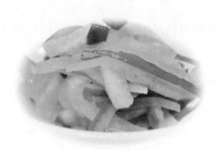

第二步:将水烧开,放入西瓜皮片,待水再开时捞出。

第三步:另起锅,放植物油烧热,先炒葱姜末,接着放入酱油、白糖、盐和西瓜皮片,翻炒到入味,淋上香油拌上味精即成。

（3）功效　解暑消热,开胃生津,美白皮肤。

炒西瓜皮

（4）解析　西瓜皮中含有大量的蜡质以及糖分,并且富含瓜氨酸,具有较强的利尿作用。除此之外,西瓜皮还可解热、促进伤口愈合、美容,能够有效地促进皮肤的新陈代谢,令肌肤更加光滑、美白。

3. 薏苡仁百合汤

（1）食材　薏苡仁150 g,百合10颗,红枣8枚,冰糖100 g。

（2）制法

第一步:薏苡仁、百合洗净后放入锅内加足够多的水煮。

第二步:水开之后调成中火继续煮,10min后放入红枣。

第三步:薏苡仁煮开(每一颗薏苡仁像乐开花一样爆开,有入口即溶的感觉)后加入冰糖关火。

（3）功效　利水消肿,健脾去湿,舒筋除痹,清热排脓。

（4）解析　薏苡仁算是谷物的一种，以水煮软或炒熟，比较有利于肠胃的吸收，身体常觉疲倦乏力者，可以多吃。薏苡仁中含有丰富的蛋白质分解酵素，能使皮肤角质软化；对皮肤赘疣、粗糙不光滑者，长期服用也有疗效。百合有安神静心的功效，可助眠。

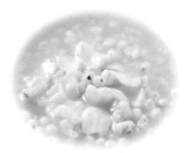

薏苡仁百合汤

四、疰夏

疰夏是指夏季发生以倦怠嗜卧、食欲不振、大便不调为主要表现的病证。疰夏多发生在长夏梅雨季节。一般夏季过后，病情可自行改善，部分患儿可呈现出逢暑必发的周期性特点，治疗以除暑湿、运脾胃为主。一般饮食宜清淡、易消化而富于营养，忌生冷寒凉之品。对素禀脾胃不足小儿，平时可适当服用健脾益气之品，以改善脾胃不足的体质状况，减少或减轻发作。

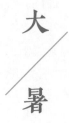

大／暑

二十四节气｜大暑　防中暑

《山亭夏日》　唐·高骈

绿树阴浓夏日长,楼台倒影入池塘。

水晶帘动微风起,满架蔷薇一院香。

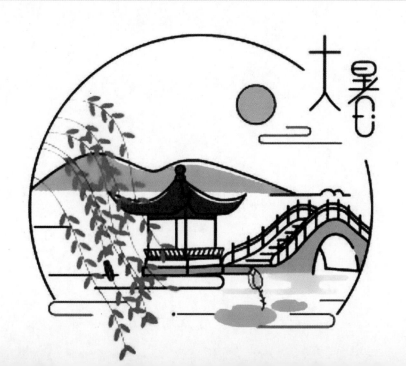

暑,热也。大暑时节,是一年中最热的时候。在避免不了外出的情况下,一定要做好防暑工作。尤其儿童因为体温调节机制不够成熟,对外界温度的变化不能很好地适应,相比成年人,孩子更容易发生中暑。

一、中医调护推荐

大暑时值三伏天中伏前后,此时天气炎热,雷电雨水较多。酷热之下,脾胃功能低下,常会伴有口渴身热、心烦气躁、身重困倦、食欲下降等不适症状。

儿童脾胃虚弱,过食生冷寒凉之物容易出现大便稀溏的情况。因此这个时期的调养既要清热解暑,又要健脾除湿。

夏季瓜果蔬菜种类繁多,蔬菜类宜吃些化湿健脾的食物,比如黄瓜、冬瓜、丝瓜、番茄、豆芽等。肉食以鸡肉、鸭肉、瘦猪肉、鸽肉等为主。针对宝宝食欲下降的情况,食粥调养最为适宜,可适当佐以山药、芡实健脾益气,或加入百合、莲子除烦安神,或添加薏苡仁、赤小豆、绿豆解暑利湿。

二、中暑

1. 中暑的表现

(1)先兆中暑　头痛、头晕、口渴、多汗、四肢无力发酸、注意力不集中、动作不协调,无精打采,看起来有点蔫蔫的。体温正常或略有升高。患儿口渴、嘴唇干、没精神,这些症状容易被父母所忽视,导致不能及时发现。一旦出现上述症状,若及时转移到阴凉通风处,补充水和盐分,短时间内即可恢复。

(2)轻度中暑　体温往往在38℃以上。有面色潮红、大量出汗、皮肤灼热,或四肢湿冷、面色苍白、脉搏增快等表现,如及时处理,往往可于数小时内恢复。

(3)重症中暑　中暑情况中最严重的一种,体温可升至40℃以上,会发生抽搐、痉挛甚至癫痫、意识模糊,甚至陷入昏迷,如不及时救治将会危及生命。

2. 中暑如何处理

(1)改善环境　迅速撤离高热环境,在凉爽、通风的环境中休息,用湿冷毛巾或冰袋降温,平躺,下肢抬高15~30cm,脱去多余的或者紧身的衣服。

（2）补水　补给水分,最好是矿泉水或含盐饮料。还可服用藿香正气水、十滴水、人丹等。

（3）就医　严重中暑应及时送医。

3. 如何预防中暑

（1）尽量避免在中午高温时出门,应选择早晚阴凉时带宝宝外出。

（2）出门装备:婴儿最好乘坐婴儿车,并用遮阳棚盖住,防止暴晒(注意:不要在婴儿车外面再覆盖遮挡物,会导致婴儿中暑)。稍大一点的孩子,尽量戴墨镜,穿长袖衣、长裤,戴宽檐遮阳帽(帽檐宽度大于7cm)。外出前给宝宝擦好防晒霜。

（3）选择有遮蔽的户外进行活动,比如:树阴下,或大的遮阳伞下。

（4）平时注意多喝水,可适当在饮水里放盐,补充因出汗过多而丢失的体内电解质。

（5）不要把孩子单独留在汽车里。夏季没有空调的车辆被暴晒后车内温度会迅速升高,被单独留在汽车内的孩子很可能会发生严重的中暑和缺氧,甚至死亡。

三、膳食推荐

1. 赤豆百合汤

（1）食材　大米100g,赤小豆20 g,百合10 g,冰糖适量。

（2）制法

第一步:大米淘洗干净,赤小豆、百合洗净后浸泡1h。

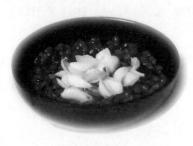

第二步:在锅中放入适量水,放入大米、赤小豆、百合,大火煮开后小火续煮1h,煮至赤小豆、百合酥软放入冰糖即可。

（3）功效　益胃健脾,利湿除烦。

（4）解析　赤小豆性平,味甘、酸,具有利水消肿、解毒排脓的功效。

赤豆百合汤

百合功效见立夏篇。

2.冬瓜陈皮老鸭汤

（1）食材　老鸭1只,冬瓜500g,陈皮10 g,姜5片,盐、料酒、葱适量。

（2）制法

第一步:鸭子洗净,切块;冬瓜去皮去瓤,洗净,切块;陈皮冲洗备用。

第二步:锅中倒入清水,烧沸后倒入适量料酒,放入鸭块、葱、姜片,焯水,捞出沥干。

第三步:将鸭块放入锅中,加水、陈皮,大火煮开,小火煲煮1h。

第四步:再加入冬瓜煲煮30min,出锅前加盐调味即可。

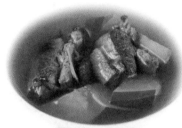

冬瓜陈皮老鸭汤

（3）功效　养阴清热、健脾利湿。

（4）解析　民间有"大暑老鸭胜补药"的说法。老鸭性偏凉,有滋五脏之阳、清虚劳之热、补血行水、养胃生津的功效。

3. 蚝油秋葵

（1）食材　秋葵300g,蚝油适量。

（2）制法

第一步:秋葵洗干净,焯水 1~2min,捞出过凉,沥干。

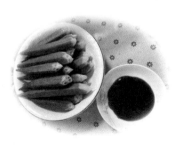

蚝油秋葵

第二步:切去头部。

第三步:蘸取少许蚝油即可。

（3）功效　养胃健胃、补血养血。

（4）解析　秋葵被誉为蔬菜之王,具有保护视力、增强体力的功效。脾胃虚寒者少食。

四、夏季热

夏季热又叫暑热症,多发生于6个月至3岁的婴幼儿,在气候炎热的南方地区不少见。该病临床以长期低热、口渴多饮、多尿、少汗或汗闭为主要症状表现。发病时间多集中在最酷热的三伏天前后几个月里,发热期可长达1~3个月,患儿体温往往随着外界气温而波动,一般是朝热暮凉,清晨后体温逐步上升,中午达到高峰,午后渐退,傍晚最低。发病期间,小儿除了食欲不振,形体消瘦,面色不华,口渴多饮,有汗或无汗,精神方面或怠倦或偶有烦躁外,其他症状并不明显。实验室检查多在正常范围内。

随着患儿年龄增长,体质增强,至次年夏季可不再发病,即使连续数年发病者,也有逐年减轻,逐渐向愈的趋势。

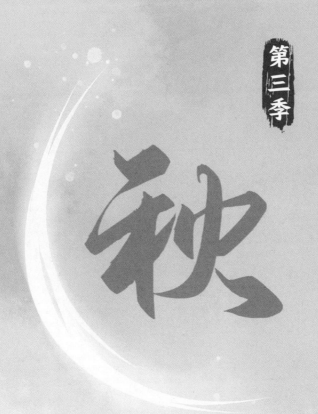

第三季

秋

一、饮食调养

1. 饮食饮水防秋燥

秋季天干物燥,饮食不当很容易出现嘴唇干裂、鼻腔出血、皮肤干燥等上火现象,因此以润燥滋阴、清润平补为宜。适当多饮用白开水,可以把梨、甘蔗、荸荠等打成汁水饮用,各种菜汤也是补充水分的重要手段。除喝水外,可选择食用清淡易消化且富含维生素的食物及新鲜的蔬菜水果,如银耳、百合、莲藕、花菜、胡萝卜、南瓜、芋头、芝麻、菱角、大枣、蜂蜜等以生津益胃养肺;粥汤类食物如银耳粥、芝麻粥、红薯粥、红枣粥等和柑橘类应季水果都能够帮助孩子补充水分和营养皮肤。

2. 宜酸味及白色食物

《素问·脏气法时论》云:"肺主秋……肺收敛,急食酸以收之,用酸补之,辛泻之。"酸味收敛肺气,辛味发散泻肺,秋天宜收不宜散,遵循"少辛多酸"的原则,多吃酸甜可口的食物,"酸甘化阴"以润肺燥,比如葡萄、石榴、苹果和山楂等。中医理论认为白色食物与肺部对应,多吃白色食物可以润肺。

3. 忌辛辣和冷饮

秋季饮食应遵循"增酸减辛,以助肝气"的原则,少吃辛辣的食物,同时注意不宜食用冷饮。

4. 摄入瓜果要限制

俗话说"秋瓜坏肚",西瓜、香瓜、菜瓜等类瓜果的摄入要控制,否则会引发恶心呕吐、腹泻等胃肠道疾病。因为过度食入生冷寒凉的食物会损伤脾胃阳气,影响消化功能。

5. 适当贴秋膘

对于处于生长发育期的孩子适当"贴秋膘",可提高身体功能,预防秋冬疾病,为冬藏做好充分准备。适当"贴秋膘"首先要提升脾胃的运化功能。脾虚的孩子可吃一些如山药、芡实、薏苡仁、小米等健脾和胃的食物;对于腹胀和食欲不振的容易积食的孩子,可适当吃点白萝卜、山楂等帮助消食和胃。注意食物的多样化,做到膳食均衡。

二、衣着调护

"秋宜凉""未寒不忙添衣",是怕衣多汗出容易感冒。秋天虽变得凉爽,但昼夜温差大,应适当多带一件外衣,如夹衣、春秋衫等,以备增减。同时穿衣应注意颈脖、肚腹、足部的保暖,但不要穿得过于厚实、严密。

三、运动调护

秋日秋高气爽,最适合户外运动,要多在阳光下嬉戏、奔跑,风力不大时,可外出1~2h,大风或雾霾天气则尽量避免小孩出门。秋季运动不能过度兴奋或过量,以缓和多样的运动为宜,如慢跑、做体操以及多种球类运动。注意时间不需太长,运动量不宜过大。

四、睡眠调护

秋季是天气由热转凉的交替时期,人易出现"秋乏",小儿更应睡眠充足,逐渐调整至早睡早起,睡前可泡脚促进早入梦乡。秋夜凉风习习,忌开窗当风睡眠,窗户适当关小一点通风即可。睡觉一定要盖好被子,尤其注意背部和腰腹的保暖。

五、情志调摄

中医认为"悲"属肺、属金。秋季情志调摄宜遵守《黄帝内经》所云之"使志安宁,以缓秋刑,收敛神气,使秋气平,无外其志,使肺气清"的原则,培养乐观的情绪。这时可以适当外出郊游,多晒太阳。家长可与孩子多进行互动交流,舒缓情绪,注意孩子的心理健康与情绪变化,若孩子遇到困难出现情绪低落,应及时予以引导与疏解,不要斥责孩子,以免造成心理压力。

立/秋

二十四节气|立秋　养肺润燥

《新秋》　唐·齐己

始惊三伏尽,又遇立秋时。

露彩朝还冷,云峰晚更奇。

垄香禾半熟,原迥草微衰。

幸好清光里,安仁谩起悲。

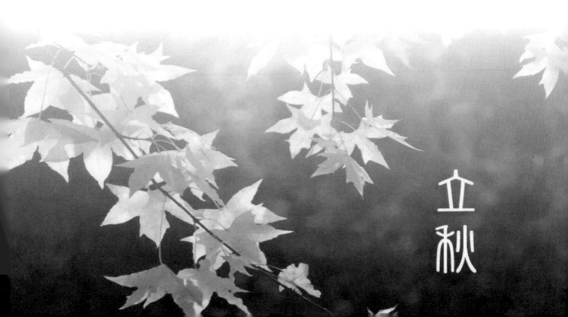

　　立秋宣告了传统节气意义上夏季的结束,是秋季的开始。立秋前为大暑,是三伏天阳气最旺的节气,也是一年之中气温持续最高的一段时间。"虽非盛夏还伏虎,更有寒蝉唱不休",自立秋开始,虽然夏季高热的余温仍在,但温度整体逐渐开始出现下降的趋势,且早晚温差变大。需要警惕的是,立秋并非真正代表着高温炎热气候的结束,相反,秋老虎随时有可能导致日间温度飙升,从而出现"立秋早晚凉,中午汗湿裳"的节气特点。

　　立秋时节正是人体逐渐从"升""散"的状态转变为"收""养"的关键时期。夏季人体阳气充足,腠理全开,易导致伤津耗气。中医认为,秋应于肺,因此秋季是养肺的季节。小儿"肺常不足",秋燥更容易损伤"肺阴",出现干咳不止、痰黏难咯、口咽干燥痒痛等症状。而肺具有"喜润恶燥"的特点,立秋开始就要养肺。

一、中医调护推荐

　　秋季以"收敛"为主,故凡精神情志、饮食起居、运动锻炼,皆以养收为原则。立秋后尤其要养肺阴,为什么要养肺阴?《黄帝内经》有言,"春夏养阳,秋冬养阴",意思是春夏季需要生发阳气,秋冬季节则需要收养阴气,"春生,夏长,秋收,冬藏",秋冬季节要慢慢地收养阴气,为来年春季阳气的生发打好基础。中医认为,小儿肺为娇脏,喜湿恶燥,秋季燥邪易伤津液,加上初秋天气仍旧炎热,迫汗外出,一旦秋风来袭,毛孔感受到凉意,则会汗液往回收,津液往里走,一旦收敛太过,就会导致"肺阴亏耗"、阴虚咳嗽,主要表现为干咳、咳声短促,或咳少量黏痰,甚至痰中带有血丝等。

1. 如何从饮食养肺阴

　　(1)多喝白开水　虽然已经立秋,但天气还是比较炎热,宝宝出汗较多,丢失大量的水分,所以要多喝水,以保持体内津液充足和肺及呼吸道的正常湿润度。注意让孩子多喝白开水,而不是多喝果汁饮料!如果宝宝排斥白开水,可以把梨、甘蔗、荸荠等打成汁水饮用,或者喝些菊花茶、乌梅汤、金银花露等。各种菜汤也是补充水分的重要手段,清汤可以稀释菜肴的盐分,保持宝宝体内水分平衡。除喝水外,可以多吃新鲜的蔬菜水果,不仅能起到补充水分的作用,还能补充人体所需的营养素和汗液中流失的钾元素。

（2）吃白色食物润肺　按照中医理论,白色食物与肺部对应,多吃白色食物可以润肺。适合孩子的白色食物包括雪梨、甘蔗、荸荠、百合、莲子、银耳、山药、莲藕、白鲫鱼、鸭肉、白萝卜和白菜等,家长可以给孩子自制一些白色菜品,比如雪梨银耳汤、山药粥、鲫鱼汤、莲藕汤和白萝卜汤等。

（3）多食酸味食品　酸味收敛肺气,辛味发散泻肺,秋天宜收不宜散,遵循"少辛多酸"的原则,多吃酸甜可口的食物,比如葡萄、石榴、苹果和山楂等。韭菜、大蒜、葱、姜、八角、茴香、辣椒等辛辣的食物和调味品,炸鸡腿、炸薯片等煎炸的食物,多食皆会伤阴,加重肺燥,建议尽量少吃。

2. 中医调理

（1）穴位敷贴　三伏贴（末伏）:立秋虽然有秋天到来之意,但实际上仍处于"三伏天",这时仍是开展冬病夏治的好时机。

（2）小儿推拿　自立秋起,阴渐长而阳渐衰,气候也逐渐干燥,此时小儿多出现感冒发热和腹泻。可通过推拿手法起到润肺止咳、调理脾胃的功效。

§ 分推肩胛骨

定位:肩胛骨内侧。

功效:理气止咳。

操作:施术者用两手大拇指螺纹面沿肩胛骨的内侧自上往下、自脊柱中间往两侧分推。持续 2～3min,每分钟 50～80 次,每日 1～3 次。若小儿咳嗽痰多则应引导其将喉中痰液排出后再进行。

§ 清肺经

定位:无名指掌面。

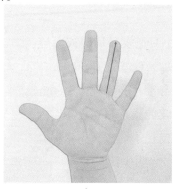

清肺经

功效:宣肺理气,清热止渴。

操作:施术者用拇指指腹自指根向指尖单向直推,持续2~3min,每分钟80~100次。每日1~2次。

§揉二人上马

定位:手背无名指及小指掌关节后陷中。

功效:滋阴补肾,润肺理气。

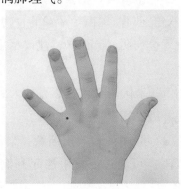

揉二人上马

操作:操作者拇指的螺纹面按揉该穴位,每分钟80~100次。每日1~2次。

二、膳食推荐

1.南瓜雪梨银耳汤

(1)食材 南瓜100g,雪梨200g,银耳(干)20g,清水1000ml,冰糖10g,枸杞子1把。

(2)制法

第一步:银耳提前1小时泡发后切碎或撕碎。

第二步:银耳碎一起加入清水炖煮30min。

第三步:南瓜切小块与银耳一起炖煮10 min。

第四步:加入雪梨继续炖煮5 min。

第五步:加入冰糖及枸杞子炖煮5 min即可。

(3)功效 健脾养胃,养阴生津。

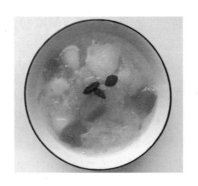

南瓜雪梨银耳汤

（4）解析　南瓜性温味甘,归脾、胃经,具有补中益气、健脾养胃的功效。雪梨性寒,归心、肺二经,兼归肝、胃二经,味甘,据《本草纲目》记载,"梨者,利也,其性下行流利",具有清热解毒、润肺消痰等作用,入汤羹后甜中带酸,能生津开胃。银耳性平味淡,归肺、胃、肾经,其虽滋补却不腻滞,具备健脾开胃、养阴润肺之功。冰糖性平味甘,归肺、脾经,具有补中益气、和胃润肺的功效。

2. 番茄萝卜丸子汤

（1）食材　番茄2个,白萝卜200g,瘦肉末150g,鸡蛋1个,清水1000ml,盐、葱、姜、料酒、胡椒粉和油适量。

（2）制法

第一步:白萝卜擦丝,撒少许盐搅拌均匀,静置半小时后挤干水分备用。

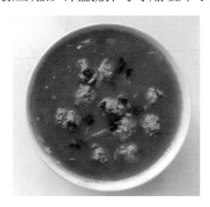

番茄萝卜丸子汤

第二步：肉末加入少许葱、姜、料酒、胡椒粉腌制,加入一颗鸡蛋和白萝卜丝搅拌均匀。

第三步：番茄切块后下油锅炒至软烂后加入热水。用手挤出丸子,借勺子放入番茄汤中,中火烧煮10min,起锅前加入少许盐调味。

（3）功效　开胃消食,生津止咳。

（4）解析　番茄性微寒,味甘、酸,归肺、胃、肝经。酸甜可口,营养丰富,能清热生津,养阴凉血,对于夏秋季节食欲不振的患儿能起到开胃消食的作用。萝卜性凉,味辛、甘,归肺、胃、大肠经,能清热生津、消食化滞,又具有止咳化痰的功效,其富含维生素,能有效去除夏季残余的湿气,备菜是提前用盐腌渍片刻去除辛涩之味,入菜则能有效去除肉类的油腻感并带出肉类的鲜味,改善食欲。猪肉性平,味甘、咸,归脾、胃、肾经,具有养血润燥、补肾滋阴等作用。

3. 凉拌莴苣

（1）食材　莴苣1根,甜椒1个,生抽2勺,米醋1勺,麻油1勺,蒜泥、盐、糖适量。

（2）制法

第一步：莴苣、甜椒切丝,放入盐水中浸泡10min后捞出。

第二步：用饮用水或纯净水将莴苣、甜椒冲洗干净后沥干,倒入碗中。

第三步：生抽、米醋、麻油、蒜泥、盐、糖调成汁后倒入碗中拌匀即可。

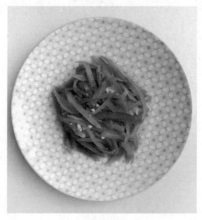

凉拌莴苣

（3）功效　通利五脏，清热开胃。

（4）解析　莴苣性凉，味甘、苦，归胃、大肠经，具有清热解毒、利尿等功效，《本草拾遗》中提出莴苣能"利五脏，通经脉，开胸膈"。现代研究认为其具有促进人体代谢，提高儿童视力的作用，且富含膳食纤维，对于经常便秘的儿童有辅助通便的效果。甜椒性热味辛，归心、脾经，具有开胃消食、温中散寒的功效。甜椒具有丰富的维生素，经腌制后能有效去除本身带有的涩味。

三、秋燥咳嗽

1. 常见症状表现

秋燥咳嗽以干燥症状为主，表现为干咳无痰或痰少而黏，有时痰中带血。口咽干燥，咽痒或咽痛，声音嘶哑，鼻干喉痒，舌红，脉细数或指纹紫。

2. 如何护理与治疗

（1）中医辨证论治　大多以滋阴润肺为主，如沙参麦冬汤加减，用沙参、麦冬、玉竹、百合、知母、天花粉等中草药，此类药常归肺经，并具有清热、养阴、润燥的功效。

（2）保证饮用水的摄入　根据中国营养学会编著的2013版《中国居民膳食营养素参考摄入量速查手册》，每个年龄段儿童的饮水量需根据其体重计算：1岁以内儿童的饮水量（包括奶粉等摄入）为110~155ml/kg；1~3岁儿童为100~150ml/kg；4~6岁儿童为90~100 ml/kg；7~12岁儿童为70~85ml/kg，13岁以上青少年的饮水量为50~60ml/kg。

（3）保证运动量的同时避免大量出汗，防止体液损失过多。

（4）饮食以清淡为主，不要过多食用辛辣油腻之物。

（5）保持心情舒畅，起居规律，睡眠充足。

处/暑

二十四节气|处暑　防秋燥，解秋乏

《处暑》　明·张穆

一岁频过处暑天，单衣林麓胜情偏。

田无负郭供公役，邻有藏书借为编。

山市每欺沽酒近，岩居深德种桃先。

宵来疏雨添无赖，尽夜绳床恣意眠。

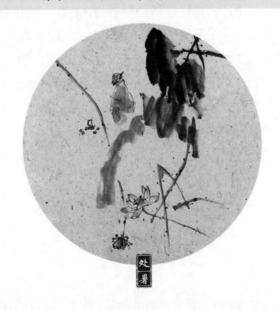

处（chǔ）暑是二十四节气之中的第14个节气。"处"有停止、终止和躲藏的意思，说明炎热夏季的结束，也意味着秋意渐浓，凉意增生，此为由热转凉的交替时期。处暑三候为："一候鹰乃祭鸟；二候天地始肃；三候禾乃登。"描述的是老鹰开始大量捕猎鸟类，天地间万物开始凋零，肃杀之气渐起，谷物成熟，是秋收的时节。

暑热其实还在持续，凉意或在傍晚徐徐的风中，或在凉爽渐显的夜晚，或在一场场的雨后日渐显现。天人相应，处暑时自然界的阳气由疏泄趋于收敛，人体阳气也变得内收，阴气变得外显，故此时要护阳气，养阴气，应时而调，顺应节气。

一、中医调护推荐

1. 秋天为什么会燥

夏天炎热多雨潮湿，秋天相对干燥，吹的多是偏北风，北风通常更干，人们自然会感觉燥。再者，夏季汗液的散发，体内津液相对亏耗，而秋天凉风来袭，毛孔收敛，人体体表会感觉干燥。这都是在这个季节人体正常的反应。

中医理论认为，秋季在五行属金，对应人体的"肺"脏，主燥气。如果燥气太过，会变成邪气，称为"燥邪"，将损伤到身体。燥邪对人体的不良影响主要表现在两方面。

一是干，《素问·阴阳应象大论》曰："燥胜则干。"燥邪最易损耗津液，出现各种干燥、涩滞的症状，如眼睛干、鼻孔干、嘴唇干、皮肤干、咽喉不利、干咳等；二是伤肺，所以要适时调整孩子的饮食起居，以防秋燥乘虚而入。

2. 如何防秋燥

燥气在此时节是正常的现象，要注意不要被燥邪侵袭，如果出现干燥不适的症状，要区分温燥和凉燥。

§ 温燥

燥气与夏季的余热结合，为温燥。温燥严重时，孩子可能出现发热，干咳少痰，皮肤干燥，鼻干鼻塞，咽喉干痒，口干舌燥，想喝凉水，心烦，大便干燥等症状。

§凉燥

秋的凉气与燥邪结合,为凉燥。凉燥严重时,抵抗力差的孩子可能会出现感冒咳嗽,多表现为怕冷,无汗,口干,鼻咽干燥,咳嗽痰稀,口不甚渴。发热多不明显。

防秋燥的具体措施如下:

(1)起居 处暑时人的阳气渐渐收敛,会变得容易疲乏,此时宝宝要早睡早起,适当运动,可选择晨起和黄昏时阳光不是太炽热时进行户外运动,身体棒棒,抵抗力增强,才能更好地防秋燥。

(2)顾护脾阳

§饮食要清淡易消化

要避免寒凉之品,可增加茯苓、芡实、山药、莲子、赤小豆等健脾和胃的食物。

§秋风渐凉,穿衣要注意

尤其要护好宝宝的小肚子,以防秋季腹泻的发生,还要及时保护双脚的温暖,尽量不要光脚在地板上玩耍,颈部到后背也是需要照顾的地方,但不可过暖导致出汗。

§姜枣茶

对于平日消化功能弱、时有胃胀腹痛的小朋友较为合适,可上午小口饮用少许姜枣茶驱逐胃中寒气,振奋脾阳。

制法:生姜3片,红枣6枚,去核切片,加适量清水,大火烧开转中小火,15min即可。

(3)代茶饮

轻度的干燥症状可试试代茶饮,如果症状明显,建议去医院就诊。

凉燥代茶饮:苏叶、橘皮各6g,泡水或煎水饮用。

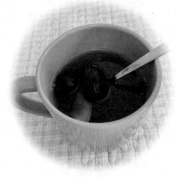

姜枣茶

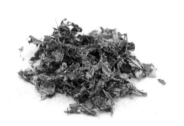

苏叶

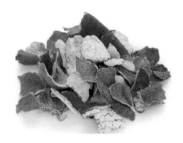

橘皮

温燥代茶饮：百合、麦冬各6g，泡水或煎水饮用。

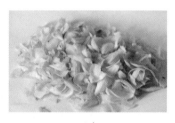

百合

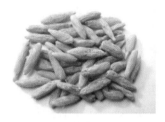

麦冬

（4）按揉太溪穴

定位：足踝区，在内踝尖与跟腱的凹陷处。

功效：为肾经的原穴、输穴，既补肾阴，也补肾阳。

操作：一天2次，一次2~3min。可一边按揉一边做吞咽动作，这样缓解口干咽干症状效果更明显。

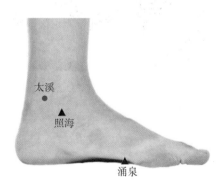

太溪

二、膳食推荐

1. 双耳炒蛋

（1）食材　黑木耳 100g，银耳 100 g，鸡蛋 2 个，青红椒少许，油、盐、生抽、葱、姜、蒜适量。

（2）制法

第一步：鸡蛋打入碗中，打散。黑、白木耳用水泡好，去蒂切成小朵，青红椒洗净切块。

第二步：鸡蛋炒熟盛出备用。

第三步：起锅热油爆香葱、姜、蒜，放入黑、白木耳煸炒 1min，放入约 2 小勺生抽。

第四步：放入鸡蛋、青红椒翻炒片刻。

第五步：放入适量盐，翻炒均匀即可。

（3）功效　清热养阴润燥。

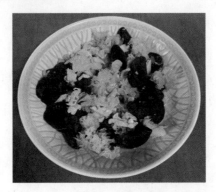

双耳炒蛋

（4）解析　银耳性平，味甘、淡，能补脾开胃、益气清肠、滋阴润肺，有"菌中之冠""平民的燕窝"的美称，富含天然植物性胶质、膳食纤维、多种微量元素，可嫩肤、增强人体免疫力等。黑木耳性平味甘，具有清热、凉血、润燥、活血等功能，因其营养丰富，被称为"素中之荤"。

2. 清蒸黄鱼

（1）食材　黄鱼 1 条，盐、姜、料酒、豆豉、葱、香菜和油适量。

（2）制法

第一步：黄鱼刮鳞去掉内脏，洗掉血水。鱼身两面各开几刀，放盐、料酒、豆豉、姜片腌10min。

第二步：盘底放葱姜垫底，将腌制好的黄鱼装盘，撒一点盐在鱼身。

第三步：放入蒸锅，水开后蒸8min，最后加入适量的滚烫热油及香菜适量。

（3）功效　健脾开胃，益气填精。

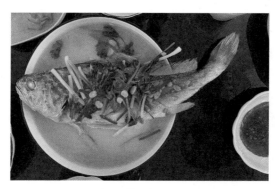

清蒸黄鱼

（4）解析　大黄鱼性平，味甘、咸，归肝、肾二经，有健脾开胃、益气填精、明目安神等功效。黄鱼含有丰富的蛋白质和维生素，对人体有很好的补益作用，且含有丰富的微量元素硒，能清除人体代谢产生的自由基。

3. 黄金粥

（1）食材　小米100g，玉米30 g，南瓜30 g，大枣12枚。

（2）制法

第一步：南瓜削皮切丁，玉米洗净剥粒，红枣去核、小米洗净备用。

第二步：煮锅加适量水烧开，加入小米。

第三步：煮沸后加入切好的南瓜、玉米粒、去核红枣。

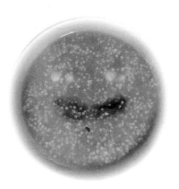

黄金粥

第四步：大火将粥烧沸至南瓜熟透，转小火煮20min至粥软烂。

（3）功效　养脾健胃，益气祛湿。

（4）解析　中医理论里的"五色入五脏"：黄入脾。黄金粥用小米、玉米、南瓜等黄色食物，加适量大枣熬粥，小米补虚，玉米调和脾胃，南瓜补中益气，大枣补血养气、调和五脏。可养脾健胃，益气祛湿。

三、鼻衄

1. 什么是鼻衄

秋季天气干燥，易发生鼻衄。鼻衄就是鼻出血，多发生于鼻中隔前下易出血区，或下鼻道后部近下鼻甲后端鼻咽静脉丛区。轻者在滴数滴血后即可自行停止，亦可为动脉性大量出血。除积极止血外，应找到出血的原因及部位。

2. 发病原因

局部原因多为鼻部受到外伤撞击、挖鼻过深或挖鼻过重；鼻中隔弯曲或有嵴、距状突，因局部黏膜菲薄，受空气刺激后易于出血；鼻部炎症所致：干燥性鼻炎、萎缩性鼻炎、急性鼻炎、急性上颌窦炎等。

全身原因多为急性发热性传染病；白血病、血友病、各种紫癜等血液疾患；维生素C、K、P及微量元素钙等缺乏；化学药品及药物中毒等。

3. 如何治疗及护理

（1）注意保湿　注意空气湿度，尤其是夜间卧室空气的湿度。若室内湿度低于40%，需开加湿器。若有鼻炎，平时鼻干痒，需用油类润泽鼻腔黏膜。

（2）正确止血

§ 姿势

取坐位或半坐位，让孩子头前倾，张口，把流到嗓子的血及时吐出，不要躺下，不要仰头。

§ 捏鼻止血

头前倾，捏住鼻翼两侧，压迫鼻中隔前下部分，连续捏10min左右。

§辅助方法

可用冷毛巾敷头部及鼻部。止血后可予红霉素或金霉素眼膏涂患侧鼻腔。

（3）及时就医

若正确采取了局部压迫止血，超过10min还在流血需及时就医。

若有不良挖鼻习惯者应劝告其戒除。接触粉尘或砷、汞、磷等化学物品者，应采取相应的防护措施或改变生活环境。

白/露

二十四节气 | 白露　润肤祛燥

《白露八月节》　唐·元稹

露沾蔬草白，天气转青高。

叶下和秋吹，惊看两鬓毛。

养羞因野鸟，为客讶蓬蒿。

火急收田种，晨昏莫辞劳。

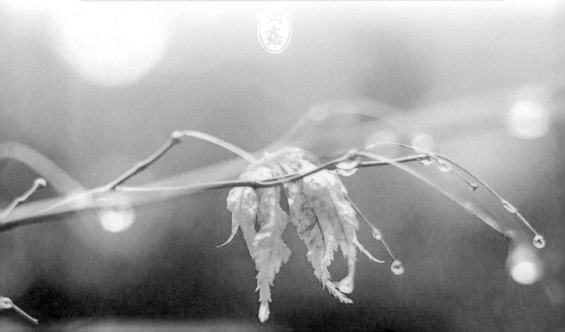

《月令七十二候集解》中载："水土湿气凝而为露,秋属金,金色白,白者露之色,而气始寒也。"白露之"白"为西方之色、秋天之色,万物都在这个时节逐渐走向成熟或凋零。傍晚因气温骤降而凝结的露水,为这个节气添上了无比诗意的注脚。

白露时节,天高气爽,山川清明,暑热消散而秋凉顿生,正是秋意真正变浓的转折之时。"白露秋风夜,一夜凉一夜",意味着白露之后天气渐凉,昼夜温差变大。秋风带来了凉爽,也吹走了空气中的水分,使得环境变得格外干燥,此时"秋燥"更不容忽视。

一、中医调护推荐

秋燥伤人,容易耗人津液,这个时候会出现皮肤干燥干裂紧绷、脱屑起皮,嘴唇干燥,口鼻咽干等症状。小孩的肌肤比较薄,较成人更为娇嫩和敏感,所以在秋天孩子的皮肤更容易流失水分变得干燥。秋季如何滋养孩子的皮肤呢?

1. 出行的注意事项

在有大风的日子尽量避免小孩出门,因为秋风对孩子的皮肤会造成一定的刺激,使得皮肤变得干燥。外出时尽量减少孩子裸露在外的肢体面积,避免让皮肤暴露在干寒的环境中。在室内,可以放一盆清水以保持室内的湿度和温度,或者在家中放置一个小型的喷雾式加湿器。

2. 如何洗澡

秋季不必很频繁地给孩子洗澡,因为每天洗澡会洗掉保护和滋润孩子皮肤的天然油脂,反而使得皮肤变得干燥,宜每周洗2~3次,每次控制在10~15min。洗澡水不能太烫,水温一般不超过42℃,尽量给孩子用温水洗澡。还要使用温和、无刺激性的中性或者偏酸性的儿童香皂或沐浴露,肌肤得到清洁的同时还能获得滋润和有效抑菌。

3. 如何润肤

秋天要多涂润肤露,洗脸洗澡后,给孩子的脸上和身上涂抹适合儿童的润肤露,保持皮肤滋润,锁住水分。挑选润肤露应选择不含酒精、香精香料、防腐剂成分,无刺激性和含天然保湿因子的,能很好地保护皮肤水分平衡。

同时要选择一款给孩子专用的润唇膏以防嘴唇干裂,因为唇部的肌肤更为细嫩,所以尽量不要让孩子养成舔嘴唇的习惯,否则会加速唇部的水分蒸发,嘴唇显得更加干涩,甚至出现起皮。

4. 衣着

儿童的贴身衣物应选择全棉成分的,避免毛绒类和化纤成分的,而且不要穿过紧或粗糙的衣服。如果孩子的皮肤过于敏感,衣服在穿之前应多清洗几次以清除衣服上残留的致敏物。

二、膳食推荐

1. 八宝鸭块

(1) 食材　鸭1只(3斤左右),芋艿150g,香菇5朵,栗子仁8颗,去心莲子10颗,腰果10颗,花生仁12颗,青豆仁、虾仁各30g,料酒2汤匙,酱油2汤匙,白糖1汤匙和油各1汤匙,葱、姜片、盐、甜面酱和味精适量。

(2) 制法

第一步:把鸭切成块焯水,芋艿煮熟剥皮,香菇洗净、切小块,入锅炒熟;

第二步:将栗子仁、去心莲子、腰果、花生仁洗净,适当绞碎后和青豆仁、虾仁炒熟备用;

第三步:锅中放油烧热放入葱段、姜片煸香,再放入鸭块煸炒,烹入料酒,加盐、味精,烧开转小火加盖焖烧至鸭熟放入芋艿、香菇、甜面酱和炒熟备用的果仁浇头,转大火收汁后淋上葱油即成。

(3) 功效　滋阴补虚,健脾开胃。

(4) 解析　鸭肉性寒,味甘、咸,归肺、胃、肾经,可滋五脏之阴,清虚劳之热,特别适合体热上火者食用,而且是秋季润燥首选。秋天食用鸭肉能够更好地保健身体,对于润燥去热有非常好的帮助。芋艿含有丰富的黏液皂素及多种微量元素,可帮助机体纠正微量元素缺乏导致的生理异常,同时能增进食欲,帮助消化。

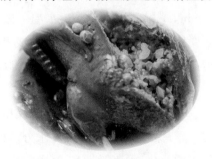

八宝鸭块

（5）禁忌 寒凉引起的腹痛腹泻患儿。

2. 莲藕炒肉片

（1）食材 莲藕150g，瘦肉150g，油、料酒、盐、生抽、老抽和淀粉适量。

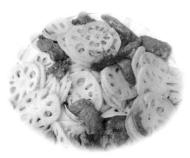

莲藕炒肉片

（2）制法

第一步：莲藕洗净去皮，切成薄片，浸泡在清水里备用；瘦肉切成薄片，用料酒、生抽、盐、淀粉抓匀腌制5min备用。

第二步：大火炒肉片至变色，再放入藕片，加生抽、老抽，盐调味，翻炒2min即可。

（3）功效 清热祛燥，生津止渴。

（4）解析 秋天的莲藕最补人，可养阴清热、润燥止渴、清心安神。生藕性寒，具有清热除烦、生津止渴的功效；熟藕性温，具有健脾养血、止渴生肌的功效。莲藕富含淀粉、蛋白质及钙、铁等微量元素，还含有多酚类物质，具有抗氧化的作用，可增强人体免疫力，且莲藕中维生素C和B族维生素含量丰富，可以滋润皮肤。莲藕是润燥第一菜，对于燥邪猖獗的秋季来说，是祛燥的最佳选择。

3. 百合芡实粥

（1）食材 鲜百合60g，芡实60 g，粳米100g，冰糖适量。

（2）制法 将新鲜百合洗净，芡实洗净、泡软，与粳米加水共煮20min，加适量冰糖再煮10min至粥稠为止。

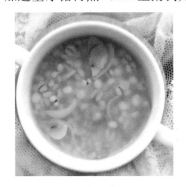

百合芡实粥

（3）功效 清心润肺，健脾安神。

（4）解析 百合性平，味甘、微苦，归心、肺经，为药食兼优的滋养极品，四季皆可应用，更宜于秋季食用，补益而兼清润，具有润肺止咳、养阴消热、清心安神的功效。百合含有的一些特殊营养成分，如秋水仙碱等多种生物碱，不仅具有良好的营养滋补之功，而且还对秋季气候干燥引起的多种季节性疾病有一定的防治作用。芡实又称"鸡头米",有"水中人参"的美誉,其药性涩、平,味甘,归脾、肾经,能滋养、滋润、收涩,具有"防燥不腻、补而不峻"的特点。芡实含有丰富的淀粉、蛋白质、维生素、矿物质及其他微量元素,保证体内营养所需成分。

三、特应性皮炎

1. 什么是特应性皮炎

秋高气爽的秋季给人们带来了惬意,也带来了许多问题,尤其是特应性皮炎患儿会因皮肤的剧烈瘙痒而寝食难安。特应性皮炎是皮肤科常见的一种慢性、反复性、炎症性皮肤病,临床症状表现多种多样,最基本的特征是显著的皮肤干燥和慢性湿疹样皮疹及剧烈的瘙痒。每年的9月14日是世界特应性皮炎日,这种疾病在皮肤科比较常见,从婴儿到成人,每个年龄段都可能遭受到特应性皮炎的困扰。如果有哮喘、过敏性鼻炎等家族史,或者父母也有类似的过敏问题,出现特应性皮炎的概率会明显升高。

2. 发病特点

特应性皮炎通常初发于婴幼儿期,部分可发生于儿童和成人期。在不同的年龄段有不同表现,分为婴儿期、儿童期和青年与成人期3个阶段。

(1)婴儿期 出生至2岁,亦称婴儿湿疹,多分布于两面颊、额部和头皮,皮损主要是干燥或渗出两种。渗出型多见于肥胖婴儿,俗称脂溢性湿疹,表现为皮肤红斑、丘疹、丘疱疹,还有水疱、渗出、结痂。干燥型一般见于比较瘦弱的孩子,可为淡红斑、丘疹,皮损经常干燥及轻度脱屑。

(2)儿童期 2~12岁,多由婴儿期演变而来,也有不经过婴儿期而发生。其皮损形态有湿疹型和痒疹型。湿疹型皮损主要表现为红斑、丘疱疹、糜烂、渗出及结痂,但常表现为局部皮肤增厚、色素沉着等慢性损害。痒疹型皮损表现为全身散在性褐色的痒性丘疹,丘疹较大且干燥,表面粗糙覆以薄痂,也常可见与毛囊一致的鸡皮疙瘩样灰色坚硬小丘疹,自觉瘙痒剧烈。

(3)青少年与成人期 12岁以上,一般是干燥的皮损、红斑、鳞屑,主要形成肥厚浸润样、苔藓样改变,部分可以有痒疹样改变,主要发生在屈侧,如肘窝、腘窝、颈窝等,也可以发生在躯干、四肢、面部和手背。

3. 如何护理

根据季节适当调整洗澡次数,温水洗澡,避免使用刺激性肥皂或洗涤剂。洗完后及时擦干皮肤,涂抹保湿润肤剂。保持环境温度湿度适宜,衣被厚薄适度,穿着宽松纯棉衣物,减少汗液刺激。避免用力搔抓皮肤,防止感染。控制环境中的致敏物,如尘螨、动物皮屑、花粉等。有明确过敏的食物应避免食用。

秋／分

二十四节气 | 秋分　秋凉防泻

《点绛唇·金气秋分》　宋·谢逸

(节选)

金气秋分，风清露冷秋期半。

凉蟾光满，桂子飘香远。

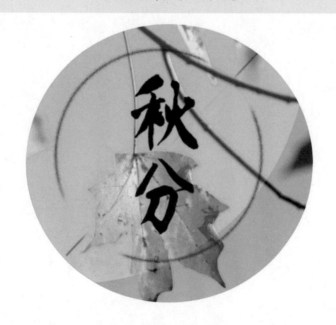

秋分,古人最早确立的节气之一。《春秋繁露·阴阳出入上下篇》云:"秋分者,阴阳相伴也,故昼夜均而寒暑平。"我国古代将秋分分为三候:"一候雷始收声;二候蛰虫坏户;三候水始涸,"意思是:秋分后不再打雷;蛰居的小虫开始藏入穴中,并用细土将洞口封起来;降雨量开始减少,湖泊、河流、沼泽变少。

当代诗人贵谷子言:"一分秋意一分凉,野外繁露披衣裳。八九菊黄蟹儿肥,风和气爽丹桂香。"秋分时节,凉风习习,丹桂飘香,随着太阳直射位置的移动,北半球气温降低速度加快。农谚说"一场秋雨一场寒",故秋分之后,余热散尽,寒气来袭,气温的下降常使小朋友的抵抗力降低,易患秋季腹泻。

一、中医调护推荐

首选推拿保健。

(1)清补脾经

定位:脾经位于拇指掌侧的螺纹面,就是平时说的手指肚。

功效:补脾助运。

操作:施术者用拇指指腹在孩子拇指掌侧螺纹面来回从指尖推向指根,从指根推向指尖。

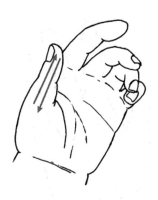

清补脾经

(2)上推七节骨

定位:七节骨位于背部,当第4腰椎至尾椎骨端,成一直线处。

功效：温阳止泻。

操作：施术者用拇指桡侧面或示指、中指二指直面自下向上做直推。

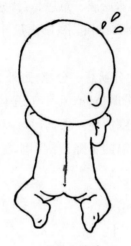

上推七节骨

（3）清补大肠

定位：示指桡侧边。

功效：清利肠腑，涩肠固脱。

操作：施术者用拇指桡侧缘，或指面在穴位上直推，向心方向推称补大肠；离心方向推称清大肠。清补大肠为来回推，推300~500次。

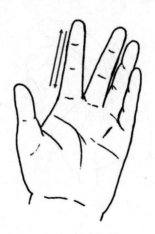

清补大肠

二、膳食推荐

1. 栗子粥

（1）食材 栗子50g,粳米30g。

（2）制法

第一步:将新鲜栗子洗净,去皮切小块,粳米淘洗干净。

第二步:加水适量共煮30min,加入适量
冰糖再煮10 min。

（3）功效 健脾和胃。

（4）解析 栗子含有丰富的蛋白质、碳
水化合物及维生素B_1、维生素B_2、维生素C
及矿物质等,素有"干果之王"的美誉,味道

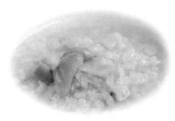

栗子粥

鲜美,风味独特,粉质细腻,具有养胃健脾之功效。栗子煮粥,可增进食欲,
预防腹泻。

2. 蒜蓉苋菜

（1）食材 苋菜300g,蒜15g,油、盐适量。

（2）制法

第一步:将苋菜根、老茎、老叶去掉,洗净,沥干水分,切段。

第二步:大蒜剁碎,热锅下油,放入少许蒜末炝锅,再放入苋菜,大火将
菜炒软后加入蒜末和盐,大火炒匀后关火出锅。

（3）功效 解毒利湿。

（4）解析 苋菜性凉味甘,归大、小肠经,能清热解毒、利尿除湿。苋菜
中含有丰富的维生素和矿物质,最突出
是维生素C,此外还含有胡萝卜素、维生
素E、B族维生素、核黄素、尼克酸、硫胺
素和丰富的钙、铁、磷等矿物成分,其中
铁的含量比以"高铁含量"著称的菠菜
还要多上一倍!苋菜比其他蔬菜更优
异的是它可食用部分不含草酸,这将极

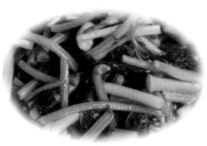

蒜蓉苋菜

大提高人体对矿物成分及其他营养物质的吸收利用率。搭配大蒜能起到解毒杀菌、和胃助消化的作用。

（5）禁忌　脾胃虚寒儿童。

3. 番茄龙利鱼

（1）食材　龙利鱼400g，番茄2个，番茄酱、油、盐、淀粉、糖、姜丝、现磨黑胡椒适量。

（2）制法

第一步：龙利鱼解冻后用厨房纸吸干水分，切成小块，加入适量油、黑胡椒、姜丝腌制15min。

第二步：番茄顶上十字划刀，放入滚水烫一下后去皮，切成小块备用；腌好的鱼肉放入滚水中烫熟捞出备用。

第三步：将锅烧热加入适量油，放入切好的番茄，中火翻炒，炒出汁后加入适量番茄酱继续翻炒1min后加入小半碗水，水开后放入龙利鱼块，中火煮2min。

第四步：将淀粉和小半碗水混合成水淀粉，倒入锅中用大火煮开，收汁浓稠后加入适量盐和一小撮糖调味出锅。

（3）功效　调节肠道。

（4）解析　龙利鱼肉多刺少，尤其适合儿童食用，含有丰富的不饱和脂肪酸、蛋白质，非常容易被人体所吸收。肉质细腻、口感爽滑，可以有效地补充身体所需的蛋白质、维生素A、B族维生素等。具有增加记忆力、改善睡眠，促进肠道蠕

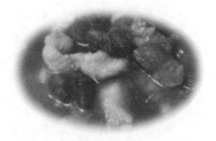

番茄龙利鱼

动，调节肠道功能的作用。番茄中含有柠檬酸、苹果酸、番茄素等物质，具有分解脂肪、助消化的功效。

三、秋季腹泻

1. 主要症状

（1）主要特征　先吐后泻，伴发热，大便呈水样或蛋花汤样。

（2）症状表现

① 起病急,初期常伴有感冒症状,如咳嗽、鼻塞、流涕,半数患儿还会发热(常见于病程初期),一般为低热,很少高热。

② 大便次数增多,每日 10 次左右,大便呈白色、黄色或绿色蛋花汤样,无腥臭味。

③ 半数患儿会出现呕吐,多数发生在病程的初期,一般不超过 3d。

④ 腹泻重者可出现脱水症状,如口渴明显,尿量减少,烦躁不安。

⑤ 病程有自限性,一般 5~7d 即可痊愈,营养不良、佝偻病和体弱多病者,腹泻的时间可能更长。

2. 如何护理

秋季腹泻是一种自限性疾病,但是严重吐泻时,如果不及时补液,会很快出现脱水,因此需要尽快就医。家长们可以做些什么呢?

（1）首先要鼓励孩子多进食,可小量多餐,以流质和半流质为主;不吃烂饭或硬饭,不食用粗纤维食物;不吃生冷、油炸和油腻食物。当孩子频繁呕吐时需要禁食,并及时就医。

（2）注意腹部保暖,冷刺激会使肠蠕动更快,从而加重腹泻。同时注意保持肛门处的清洁,婴儿要及时更换尿布。

（3）孩子腹泻时需补充足够的液体以预防脱水,若家中没有口服补液盐(ORS),家长可自配口服补液盐给孩子喝。

方法 1:白糖 10g(孩子吃饭用的小勺,约 2 小勺)加食盐 1.75 g,(相当于 1/4 茶匙量),加入 500ml 温开水中饮用。

方法 2:米汤 500ml 中加入食盐 1.75 g。

方法 3:米粉 25 克(喝汤用的瓷汤勺约 2 勺)加入食盐 1.75 g,用 500ml 热开水搅拌后饮用。

服用方法:从腹泻一开始就可以少量多次服用。2 岁以下患儿每次排便后喝 10~50ml。如果孩子喝了以后呕吐,就停喂 10min,然后再以更慢的速度喂,剂量为 20~40ml/kg 体重,在 4h 内喝完,以后可随时饮用,能喝多少给多少。

3. 腹泻食谱

（1）苹果膳

① 原料　苹果200g。

② 制法　将苹果洗净,去核去皮,切块,上锅蒸熟,捣成果泥。或制作苹果汤,苹果去核,切碎,煎汤代茶饮。

③ 解析　苹果泥含有丰富的鞣酸、苹果酸、有机酸、果胶等物质。鞣酸是肠道收敛剂,能使大便内水分减少,从而止泻。

（2）胡萝卜汤

① 原料　新鲜胡萝卜200g。

② 制法　将胡萝卜洗净,切小块,适量水煮烂,用纱布过滤渣,取汁饮用。

③ 解析　胡萝卜是碱性食物,所含的果胶可以促进大便成形,吸附肠黏膜上的细菌和病毒。

（3）焦米汤

① 原料　大米50g。

② 制法　将大米炒至焦黄,加入350g清水,大火煮沸后,中火熬成糊状后食用。

③ 解析　炒焦的米粒会发生碳化,可以吸附肠道的毒素,有止泻作用,同时焦米汤中含有矿物质和维生素,可以补充一定的营养。

（4）姜蛋

① 原料　姜50g,鸭蛋2个,盐少许。

② 制法　取50 g姜加水煮沸,放入鸭蛋2个,搅匀,加入盐少许,煎煮5min后出锅。

③ 解析　姜性微温味辛,归肺、脾、胃经,功擅解表散寒温中,姜中的姜油酮及姜烯酮混合物有止吐作用。鸭蛋性凉味甘,归肺、脾经,有滋阴清肺、补心祛热、生津益胃等功效,和鸡蛋相比,鸭蛋中所含矿物质的总量超过鸡蛋很多,特别是铁和钙的含量更为丰富,能预防贫血,促进骨骼发育,同时鸭蛋白即蛋清,性寒无毒,有清热、解毒、消炎和保护黏膜的作用。

4. 如何预防秋季腹泻

秋季腹泻是由轮状病毒感染引发的一种传染病,有2个传播途径:一是由粪到口，即直接或间接接触患儿粪便后，将病毒由食物带入口中；二是空气传播，即患儿粪便中的病毒扩散到空气中，通过呼吸道进入人体。

要预防秋季腹泻首先要增强孩子的免疫力，加强锻炼，婴儿尽量母乳喂养，母乳中富含免疫球蛋白，有助于增强婴幼儿胃肠道的免疫能力，6个月~3岁的宝宝可接种轮状病毒疫苗，每年7~9月份，即秋季腹泻流行季节来临之前接种，每年1次。其次要勤洗手，注意饮食卫生，不要接触其他腹泻宝宝，避免腹部着凉。在平时要合理用药，不能滥用广谱抗生素，以避免肠道正常菌群的失调。

寒／露

二十四节气|寒露　润肠防秘

《咏廿四气诗　寒露九月节》　唐·元稹

寒露惊秋晚，朝看菊渐黄。

千家风扫叶，万里雁随阳。

化蛤悲群鸟，收田畏早霜。

因知松柏志，冬夏色苍苍。

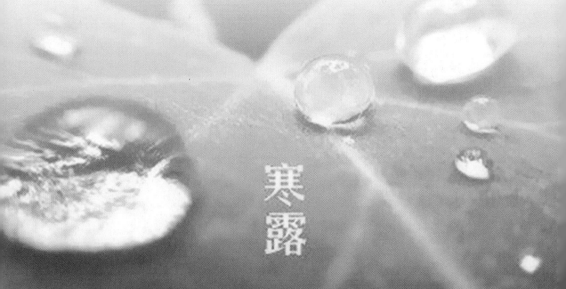

寒露的到来,气候由热转寒,万物随寒气增长,热冷交替。在自然界中,阴阳之气开始转变,阳气渐退,阴气渐生,人体的生理活动也要适应自然界的变化,以确保体内的阴阳平衡。

小儿机体不够成熟完善,气血充养不足,外界的寒冷刺激对他们影响很大,此时需要注意"衣食住行"的照护。

一、中医调护推荐

1. 缓添衣

孩子穿衣应注意颈脖、肚腹、足部的保暖,不要穿得过于厚实、严密。"春捂秋冻",建议早晚可随身携带外套,里面穿一件紧身背心,既不影响孩子的运动,也可以保护腹部、背部不受凉;纯棉衬衣或者轻薄的小高领打底衣适合此季。

2. 慎起居

寒露天气渐凉,家长要适当开窗通风。保持儿童充足睡眠,学龄期的孩子不要熬夜写作业,合理安排作息时间,保持精力充沛。

3. 合理运动

深秋季节,合理运动有助于加快新陈代谢,提高肌肉力量,增强免疫力。年长儿童可以选择慢跑、骑单车、跳绳等,控制在1h以内。幼年儿童应在家长陪伴下做简单的锻炼,如简易操、双人投球、滑滑车等,半小时内为宜。建议尽量不到人口密集的公共场所,如果是在室内进行锻炼,应当选择宽敞通风的场地。

运动的强度不要太大,让孩子达到微热的程度即可,以防大汗淋漓引发感冒。

二、膳食推荐

1. 枸杞子炖鸡

(1)食材　枸杞子10g,童子鸡1只(约750g),姜片、盐、料酒适量。

(2)制法

第一步:将童子鸡洗净,去内脏、头尾、足趾。

第二步:将鸡放入沸水焯熟,捞出后沥干水分,放入炖锅中。

第三步:炖锅中加冷水没过鸡身,加入枸杞子、姜片、料酒,炖煮1h。

第四步:在鸡汤中加入适量盐,慢炖20min即可。

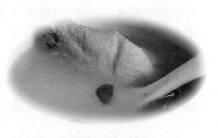

枸杞子炖鸡

(3)功效 补益五脏、调节免疫。

(4)解析 枸杞多糖是枸杞子中最主要的活性成分,具有提高免疫力、清除自由基、抗疲劳的功效;鸡汤历来是温补佳品,鸡肉中蛋白质含量较高,起到补益精气、强壮保健的作用。

2. 玉米烙

(1)食材 玉米粒250g,淀粉40g,清水、白砂糖、色拉油适量。

(2)制法

第一步:将玉米粒下锅煮约8min,捞起沥干水分,冷却待用;

第二步:将淀粉加适量清水搅拌均匀成糊状,加入白砂糖;

第三步:将淀粉糊倒入冷却的玉米粒中,调匀待用;

第四步:将色拉油加热至6分热后转小火,倒入玉米糊,轻摊成饼状,慢煎定型。

(3)功效 促进消化,补充微量元素。

(4)解析 玉米含有丰富的膳食纤维,可增加肠道蠕动,促进消化。玉

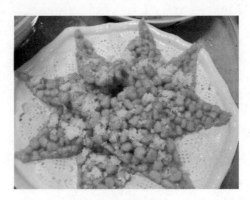

玉米烙

米中含有钙、磷、锌及B族维生素等微量元素,营养价值丰富。

3. 荸荠杏仁露

（1）食材　去皮杏仁200g,大米50g,荸荠2粒,冰糖、水适量。

（2）制法

第一步:将杏仁、大米用清水泡发一晚,加水磨浆,过筛。

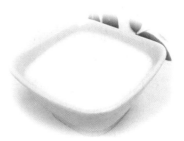

第二步:将荸荠去皮,切成小粒状,煮熟。

第三步:将熟荸荠粒倒入杏仁露中,小火慢炖2min,加入少量冰糖即可。

荸荠杏仁露

（3）功效　清肺化痰,生津润燥。

（4）解析　《本草纲目》云:杏仁润肺也,消食积、散滞气,有清肺平喘化痰的功效。荸荠俗称马蹄,既可入菜,也可做水果,含有丰富的黏液质,可滋养胃阴,建议煮熟后食用。

三、便秘

粪便主要由食物残渣和水分组成,所以饮食摄入量减少、饮水量减少或者饮食不均衡都会导致便秘的发生。另外,不良的排便习惯,例如早上着急上学或者上课期间错过了便意,如此反复,大便容易干结难解,尤其是学龄前儿童会造成不敢解、不愿解的恶性循环。同时,学龄期儿童由于久坐缺乏运动,也会导致肠蠕动减慢诱发便秘。如何改善便秘呢?

1. 足量饮水

足量饮水能预防粪便干结,应根据年龄及体质差异,随季节、气温及运动量变化适度调节饮水量。

2. 均衡饮食

调整饮食结构,是治疗儿童便秘的重要方法。饮食应侧重于膳食纤维的摄入。膳食纤维具有吸收水分、软化粪便、增加粪便量的作用,一般蔬菜水果富含膳食纤维,例如芹菜、金针菇、火龙果等。

3. 适量运动

适当的运动能促进肠道蠕动,是缓解便秘的重要手段之一。

4. 培养良好的如厕习惯

儿童的良好排便习惯需要家长的引导以及渐进性有规律地强化训练,依据儿童的兴趣、能力逐步递进,一般从18个月大开始。可以通过绘本的阅读、可爱的如厕工具、家长的示范,培养儿童每天定时定点且在没有电子产品的情况下进行排便,固定如厕5~10min,时间不宜过长。另外,可以在儿童排便过程中,在足部垫一个小椅子,类似"蹲位",有助于肛直角的充分打开,排便更为轻松。

5. 情绪调节

便秘和情绪息息相关。功能性便秘是一个阶段性的症状,通过饮食、运动、习惯等调节可以改善治愈,家长切不可过于焦虑,使负面情绪波及给儿童。同时,患儿自身可能受到来自学业或者对排便难解的恐惧,可通过音乐、散步、倾诉等来清理"心情垃圾",以及建立对便秘的正确认识。

霜／降

二十四节气|霜降　培土生金

《岁晚》 唐·白居易

（节选）

霜降水返壑，风落木归山。

舟舟岁将宴，物皆复本源。

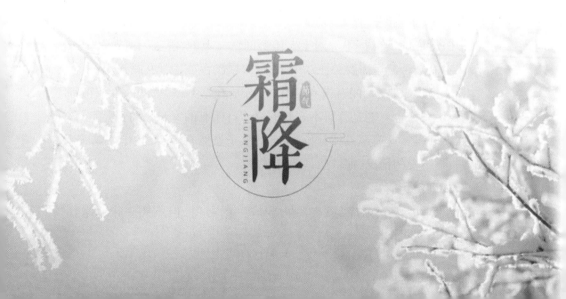

霜降,是秋季的最后一个节气,是秋季到冬季的过渡。霜降后深秋景象明显,冷空气越来越频繁。霜降不是表示"降霜",而是气温骤降、昼夜温差大之意。

一、中医调护推荐

冬天即将来到,传统一直有"冬令进补"的习俗,殊不知"补冬不如补霜降"。提起"进补"总躲不开"虚不受补"这一说,尤其是孩子,胃肠功能本就比成人薄弱,只怕补是补了,但消化吸收跟不上,反而造成积食,给"吃伤了",这就要说到"健脾"——健运脾胃。

中医认为脾属土,肺属金,冬天易患呼吸系统疾病,依照五行相生原理,土生金,做好了健脾就有益于补肺——所谓"培土生金",为冬天做好准备。

二、健运脾胃

1. 什么是健运脾胃

中医理论认为"春生,夏长,秋收,冬藏"。入秋至霜降,随着气温的下降,人体顺应自然规律的变化,阳气逐渐收敛。霜降之后,进补意味着机体的储备,就像秋冬的土地蕴藏营养,为来年春日的生发蓄积能量。

孩童阶段正是生长迅速的时候,更需要抓住时机,好好补充营养。想要让孩子进补"到位",首先要保证处理这些"营养"的"职能部门"正常运作,这就是中医常说的"健运脾胃"。

2. 如何判断孩子"脾胃"功能

中医所说的"脾胃"不等同于人体解剖意义上的"脾脏"和"胃",中医讲"脾胃"功能是否健运需要关注八个字——口气、舌苔、大便、睡眠。

具体来说,口气是闻有没有口臭,舌苔是看厚不厚,大便或干或稀都不好,睡眠不安稳也可能是脾胃不好惹的祸。可能有的家长会问:不用看孩子吃得好不好吗?这就要具体分析了,有的孩子虽然吃得多,但有口臭、苔厚、便不调、睡不安的情况,那依然是脾胃不好。

3. 如何健运脾胃

(1)保暖 天气渐冷,虽有"春捂秋冻"的习俗,但不能一味地冻着孩子,适当添加衣裤,以"汗不出但手不凉"为度,尤其要注意颈背、肚腹及双足的保暖。建议睡前给孩子热水泡脚,水温不必过烫(以孩子能接受且热到微微汗出为宜,汗出后注意擦干以免当风受凉),每次时间20min左右(注意维持水温)。

（2）睡眠　适合季节变化的作息也很重要。适宜秋季的作息当早睡早起,这正是应了自然日照时间随季节的变化。建议儿童晚上9时能上床休息,争取在午夜(23时至凌晨1时)进入深度睡眠。

（3）饮食

"脾为仓廪之官,胃为水谷之海",健运脾胃根本上躲不开一个"吃"字。四季特性之"秋收","收"有"收敛"之意,酸味食物有收敛之性,同时生津润燥,故适量增加酸味饮食,除了常吃的酸味蔬果,还可以做一些用醋调味的菜品。

凡事有度,酸应时节也不必天天都吃,过量的收敛不利于脾胃,还可能对牙齿造成伤害。此外,相应地也要减少与之相对的温燥发散的"辛味"食物——不只是尝起来辛辣的,还有闻起来辛香的,比如洋葱、蒜、薄荷等。

三、膳食推荐

1. 荞麦小米粥

（1）食材　荞麦、小米、粳米各50g,冰糖、水适量。

（2）制法

第一步:将荞麦、小米、粳米洗净。

第二步:加水煮成粥后,再加适量冰糖即可。

（3）功效　健脾消积,宽肠通便。

（4）解析　荞麦性寒,味甘、微酸,具有健脾消积、下气宽肠的功效。荞麦作为粗粮,此处搭配小米和粳米,其相对粗糙的口感有一定程度改善,使孩子能接受,尤其适合日常便秘的小朋友。

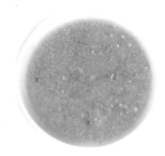

荞麦小米粥

2. 土豆烧牛肉

（1）食材　牛肉250g，土豆100g，葱、姜、生抽、冰糖、料酒、油、盐适量。

（2）制法

第一步：将牛肉洗净切块焯水，把土豆去皮切块，并将葱姜洗净切片。

第二步：往锅内放适量油，小火放入冰糖，炒至冰糖溶化冒泡，加入牛肉翻炒至上色。

第三步：放入葱姜翻炒，加少许生抽和料酒翻炒均匀，加入适量清水，烧开后，加入土豆块，放适量盐调味。

第四步：用中小火炖至牛肉软烂，收汤出锅。

（3）功效　健脾益胃，补益气血。

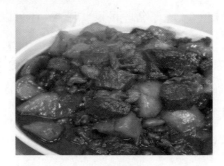

土豆烧牛肉

（4）解析　土豆可以提供对人体有特殊保护作用的黏液蛋白，能促进消化道、呼吸道以及关节腔浆膜腔的润滑，土豆中的膳食纤维也比较丰富，可以促进肠胃的蠕动；而牛肉性平味甘，能补脾胃、益气血、强筋骨，两者搭配相得益彰。

3. 橄榄乌梅饮

（1）食材　新鲜橄榄2~3个，乌梅10g，蜂蜜适量。

（2）制法

第一步：将鲜橄榄洗净后切片，把乌梅洗净后稍捣烂。

第二步：锅中加入适量水将食材煮沸10min，取汁加蜂蜜调味即可饮用。

（3）功效　生津润燥，清热利咽。

（4）解析　橄榄性凉，味甘、酸、涩，能清肺利咽、开胃生津、清热解毒，

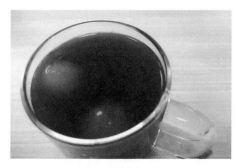

橄榄乌梅饮

对消除咽喉肿痛有一定的功效。乌梅性温味酸,能润肺止咳、涩肠止泻、生津止渴,尤其适于咽部干痒、轻微红肿的孩子。

四、功能性消化不良

1. 什么是功能性消化不良

功能性消化不良简称消化不良,是指具有上腹痛、上腹胀、早饱、嗳气、食欲不振、恶心、呕吐等不适症状,经检查排除引起上述症状的器质性疾病的一组临床综合征。儿童消化不良诊断标准为有消化不良症状至少2个月,每周至少出现1次,并符合以下3个条件:①持续或反复发作的上腹部(脐上)疼痛或不适、早饱、嗳气、恶心、呕吐、反酸;②症状在排便后不能缓解,或症状发作与排便频率及粪便性状的改变无关(即除外肠易激综合征);③无炎症性、解剖学、代谢性或肿瘤性疾病的证据可以解释患儿的症状。

2. 发病特点

消化不良无特征性的临床表现,主要有上腹痛、上腹胀、早饱、嗳气、食欲不振、恶心、呕吐等。症状可反复发作,也可在相当一段时间内无症状;可以某一症状为主,也可多个症状叠加。

(1)早饱是指进食后不久即有饱感,以致摄入食物明显减少。

(2)上腹不适多发生于餐后,或呈持续性进餐后加重。

(3)早饱和上腹胀常伴有嗳气。恶心、呕吐并不常见,往往发生在胃排空明显延迟的患者,呕吐多为当餐胃内容物。

（4）不少患儿还会伴有睡眠障碍、注意力不集中等精神症状。

（5）在病程中症状也可发生变化，起病多缓慢，经年累月，持续性或反复发作，不少患者有饮食、精神等诱发因素。

3. 如何治疗与护理

主要是对症治疗，遵循综合治疗和个体化治疗的原则。

（1）一般治疗　帮助患儿家长认识、理解病情，指导其改善患儿生活方式，调整饮食结构和习惯，去除与症状相关的可能发病因素，提高缓解症状的能力。

（2）药物治疗　根据患儿的临床表现及其与进餐的关系，可选用促动力药、抗酸药和抑酸药，一般疗程2~4周，治疗无效者可适当延长疗程，并进一步检查，明确诊断后再进行治疗。

§ 促胃肠动力药

一般适用于以上腹胀、早饱、嗳气为主要症状患者。可选择性地用多巴胺受体拮抗剂或5-HT4受体激动剂。

§ 抑制胃酸分泌药

一般用于以上腹痛、反酸为主要症状的患者，可选择性地用H_2受体拮抗剂或质子泵抑制剂。

§ 根除幽门螺杆菌(Hp)治疗

虽然幽门螺杆菌与消化不良的发病和症状间的关系尚不明确，但临床上对于伴有幽门螺杆菌感染的消化不良患儿仍建议进行根除幽门螺杆菌治疗。

§ 精神心理调整

消化不良发病的心理因素已越来越受到重视，医生可给予一定的心理干预，对促动力和抑酸治疗无效且伴有心理障碍的患儿可请心理科医生协助诊治，酌情使用抗焦虑、抗抑郁药物。

4. 预防

（1）减轻精神压力，适当体育锻炼，合理饮食结构等。

（2）需要注意与器质性疾病鉴别，注意随访跟踪。

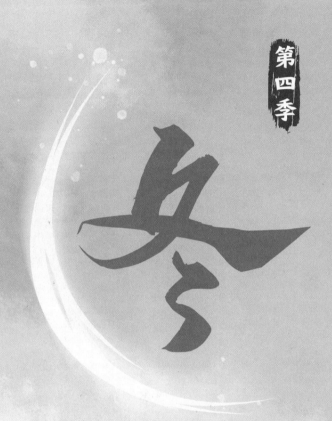

第四季

冬

一、饮食调养

1. 温热饮食

冬季气候寒冷，孩子身体热量散失比较多，要注意防寒保暖，不要吃生冷的食物，最好是以温热食物为主，保护孩子的肠胃功能，如煲汤、煮粥、热菜以及消食化痰的萝卜粥，补益脾胃的山药粥、红薯粥、南瓜粥等。

2. 宜黑色食物

冬天补肾，而黑色入肾，建议适当食用黑色食物。

3. 适当补充含钙食品

冬季日照时间缩短，户外活动时间明显减少，且穿着严实，皮肤接受紫外线的照射较少，钙的吸收率会降低，故应适当补充含钙食品如豆类、坚果类及虾皮等。

4. 饮食均衡

因天气寒冷，注意多补充产热营养素提高机体对寒冷的耐受力，尤其考虑补充富含蛋白质的食物，如瘦肉、鸡蛋、鱼、牛奶、豆制品等。要注意富含维生素食物的摄入，如肝脏、鸡蛋、牛奶、豆类。维生素 A 可以增加人体的耐寒能力，如胡萝卜、南瓜等。冬季有众多节日，要注意节制饮食，避免过量摄入脂肪、糖类等物质。

二、衣着调护

冬日寒潮多，空气干燥，气温变化大，易感冒，要留意孩子的穿衣，挑选衣物时尽量选贴身的，不选宽大的。双足也是防寒重点，"脚暖则身暖"，睡前为孩子热水泡泡脚，可在热水中加入适量艾叶或二三片姜片，都是防寒小细节。

三、运动调护

严寒的冬季，小朋友长期处于空调环境中，若空气流通欠佳，很易患病。应该坚持让小儿做户外活动，可选择太阳光充足、风较小的时候，让小儿在大自然中活动半小时至 1 小时，注意适量，不宜剧烈。冬季是呼吸道传染病流行的季节,应尽量避免去人多拥挤的公共场所,如大商场、游乐场、电影院等。

四、睡眠调护

冬天天气寒冷,宜早睡晚起,日出则阳气增,不易被寒气所伤。平日注意多开窗通风;如果天气太冷,可以在近中午时再开窗通风。同时幼儿的被子需要经常洗晒,保持清洁。

五、情志调摄

冬季的情志调摄要做到"藏神",对于孩子要注意培养丰富的兴趣爱好,如诗词歌赋、琴棋书画。也要积极参加集体活动,适当户外活动。要多鼓励孩子,培养乐观、开朗、坚强的性格。

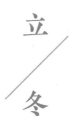

立/冬

二十四节气|立冬　冬病冬治

《立冬》 明·王稚登

秋风吹尽旧庭柯，黄叶丹枫客里过。

一点禅灯半轮月，今宵寒较昨宵多。

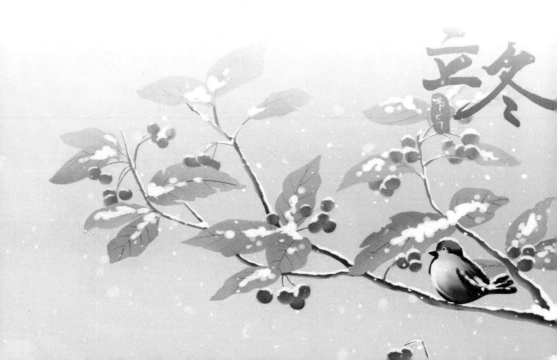

立冬,是二十四节气的第19个节气,气温不断下降,人体呼吸道的自身抗病能力随着干、冷空气的刺激而减弱,原本抵抗力偏弱的儿童更容易患上一系列呼吸道疾病,特别是支气管炎和肺炎。

一、中医调护推荐

首推冬病冬治。

与"冬病夏治"一样,"冬病冬治"也是中医学的一种特殊治疗方法。根据祖国医学"天人相应"的理论,"春生,夏长,秋收,冬藏"是自然规律,人需顺应自然。四时之气,春为发陈,夏为蕃秀,主疏泄也;秋为荣平,冬为闭藏,主收摄也。《素问·四时刺逆从论》指出:"冬者,盖藏血气在中,内着骨髓,通于五脏。"在农历"三九"期间,选用具有辛散温通的药物,在特定穴位进行贴敷,以气相应,以味相感,通过药物对穴位的温热刺激,温煦肺经阳气,驱散内伏寒邪,此属于"冬病冬治"。

二、膳食推荐

1. 萝卜丝鲜肉丸

(1)食材 猪肉末250g,白萝卜1根,鸡蛋1个,淀粉、生抽、料酒、葱姜水、小葱、盐、白砂糖适量。

(2)制法

第一步:将白萝卜刨成丝,加1小勺盐和1大勺淀粉抓匀,让萝卜丝变软。

第二步:往猪肉末里加入1个鸡蛋、葱姜水、适量生抽,淀粉,盐,白砂糖,往一个方向搅到上劲。

第三步:将肉馅搓成肉丸,表面均匀地裹上白萝卜丝。

第四步:将其放到锅中,大火蒸15min,出锅撒上小葱点缀。

(3)功效 消食健胃,理气化痰。

(4)解析 常言道,冬吃萝卜夏吃姜,《本

萝卜丝鲜肉丸

草纲目》称白萝卜为"蔬中最有利者",不但能调整胃肠功能,还有很强的消炎作用,可止咳。但不宜与人参、西洋参同食。

2. 红薯雪梨甜汤

(1)食材 红薯1个,雪梨1个,冰糖适量。

(2)制法

第一步:将红薯和雪梨去皮,切块。

第二步:用流动的清水冲洗片刻,尽量去掉红薯表面的淀粉。

第三步:锅中倒适量水,倒入红薯块和梨块,煮十几分钟,最后加适量冰糖。

(3)功效 健脾胃、强肾阳,润肺清燥。

(4)解析 雪梨本身具有润肺清燥、止咳化痰、养血生肌等功效,红薯有补虚乏、益气力、健脾胃、强肾阴以及和胃、暖胃、益肺等功效,含有丰富的膳食纤维,能够促进肠道蠕动。

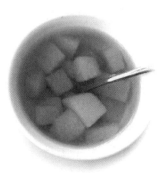

红薯雪梨甜汤

3. 灯笼椒牛柳片

(1)食材 牛里脊片250g,灯笼椒1个,盐、料酒、糖、生抽、油和干淀粉适量。

(2)制法

第一步:牛里脊片洗净,加入生抽、盐、糖、水、料酒抓匀,再放入干淀粉,腌10 min。

第二步:将灯笼椒清洗,去籽切成小块(与牛肉片大小相当)。

第三步:起油锅,放入牛肉片变色后翻炒2 min,下入灯笼椒块,加盐,炒1 min后盛出。

(3)功效 补脾胃,强筋骨。

(4)解析 灯笼椒又称柿子椒,含有丰富的维生素C、胡萝卜素、维生素B$_6$,维生素E和叶酸。牛肉的蛋白质含量丰富,有滋养脾胃、

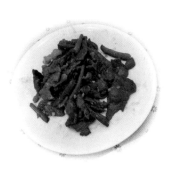

灯笼椒牛柳片

强筋健体的功效,很适合冬季食用。

三、小儿肺炎

1.基本病因

主要病因是病原体感染,最常见的病原体为细菌、病毒、肺炎支原体、衣原体感染等。另外,被动或主动吸烟、空气污染等也会诱发肺炎。

2.临床表现

主要临床表现是:发热、咳嗽、咳痰、喘息。部分儿童可有食欲下降、呕吐、腹泻、腹胀等。严重者可出现烦躁、嗜睡、面色苍白、口周发绀等。

持续发热伴咳嗽超过3~5d,家长应该警惕肺炎的可能,要及时就医,进行相关检查,尽早诊断,及时接受治疗。

3.如何护理

(1)保持房间空气流通,室温维持于20~24℃,湿度60%左右,供给易于消化食物,经常翻身、拍背。

(2)空掌心拍背 最常用的方法是用空掌心给孩子拍背,来帮孩子排痰。手掌空着心,顺着孩子的后背,用稍重一些的力气,从下往上拍。

(3)补充水分 肺炎患儿呼吸频率偏快,大多伴有发热,水分的蒸发比平时多,应及时补充足够的水分,避免身体水分过度流失。

(4)饮食调养 肺炎患儿消化功能多低下,饮食宜清淡、易消化,同时保证一定量的优质蛋白质,多食用新鲜蔬菜和水果。

4.如何预防

(1)多洗手,保持小儿手部卫生。

(2)注意加强锻炼,可根据年龄选择适当的锻炼方法。户外活动时,注意适当增加衣服。

(3)有呼吸道病毒流行时,不要带小儿到公共场所去。家里有人患感冒时,不要与儿童接触。

(4)避免被动吸烟。

(5)注意适当开窗通风。

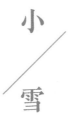

小／雪

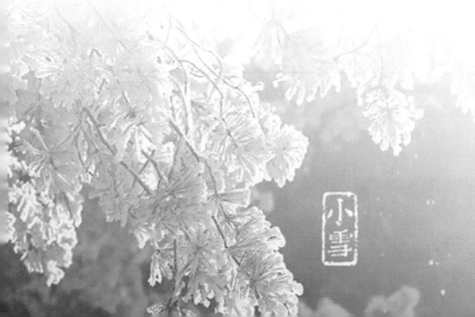

二十四节气|小雪　冬令进补

《早冬》　唐·白居易

十月江南天气好,可怜冬景似春华。

霜轻未杀萋萋草,日暖初干漠漠沙。

老柘叶黄如嫩树,寒樱枝白是狂花。

此时却羡闲人醉,五马无由入酒家。

古籍《群芳谱》言：“小雪气寒而将雪矣，地寒未甚而雪未大也。”是指到“小雪”节气，天气寒冷后降水形式由雨变为雪，但此时“地寒未甚”故雪下得次数少，雪量不大，夜冻昼化，所以称为小雪。

一、中医调护推荐

1. 温热饮食

寒冷的冬季，温热的养生粥、养生汤能迅速补充水分和热量，让身体温暖起来，同时能够帮助温暖肠胃，增加食欲。尤其是杂粮粥能帮助补充B族维生素和钾等多种营养素。

2. 黑色食物养肾

中医提倡冬天补肾，而黑色入肾，建议适当食用黑色食物，如黑芝麻、黑米、黑豆、黑木耳等，不仅能补养肾气，还能抵抗寒冷。

3. 适当补充含钙食品

豆类含丰富的优质蛋白质、不饱和脂肪酸，钙及维生素 B_1、维生素 B_2 和烟酸等。坚果类含丰富的油脂、维生素、矿物质和大量钙质。虾皮、蛤蜊、牡蛎等富含钙、铁、钠等多种矿物质。

二、膳食推荐

1. 麦枣糯米粥

（1）食材　小麦100g，大枣15枚，糯米50 g。

（2）制法　将麦仁、大枣、糯米分别洗净，一同入锅，加适量水，先用大火烧沸，再转用小火煮成稀粥。

（3）功效　健脾和胃，益气止汗。

（4）解析　大枣素有“百果之王”之称，含蛋白质、脂肪、糖类、胡萝卜素、B族维生素、维生素C、维生素P以及磷、钙、铁等成分，其中维生素C的含量在果品中名列前茅，药用功能为补中益气、养血安神、健脾和胃。糯米性温味甘，归脾、肾、肺经，具有益气健脾、生津止汗的作用。麦仁有养心、益肾、和血、健脾的功效。

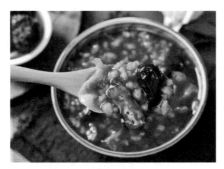

麦枣糯米粥

2. 红烧牛肉炖萝卜

（1）食材　牛肉500g,白萝卜500 g,食用油、八角、香叶、葱、蒜、老抽、生抽、料酒、姜适量。

（2）制法

第一步：牛肉、白萝卜切小块。先将牛肉冷水下锅,加2勺料酒,煮沸去浮沫捞出。

第二步：热锅热油下蒜和姜片爆香。加入焯好的牛肉,慢煎一下,煎到四面有些焦黄,加八角、香叶,翻炒2min,加4勺生抽、2勺老抽、1勺料酒继续翻炒2 min,加热水没过牛肉,把葱打结放入后小火盖锅煮。

第三步：小火煮40 min后加入萝卜,翻匀后继续盖锅煮半小时,焖煮期间可开盖翻一下萝卜让其入味均匀。

（3）功效　补中益气,滋养脾胃。

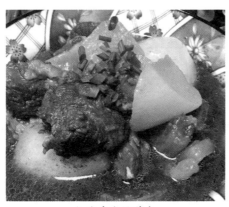

红烧牛肉炖萝卜

（4）解析 萝卜含有丰富的维生素C和微量元素锌,萝卜中的芥子油能促进胃肠蠕动,增加食欲,帮助消化。牛肉富含优质蛋白质,氨基酸的组成接近人体需求,具有补中益气、养脾胃、强筋骨的作用。

3. 紫菜腐竹汤

（1）食材 紫菜20g、腐竹50 g、葱、盐、食用油、香油适量。

（2）制法

第一步:将紫菜掰成小片。葱洗净,切成葱花。将腐竹放入清水中泡软,然后剪成小段。

第二步:油入锅稍微加热后,放入腐竹煸炒,然后倒入适量清水煮5min,再放入紫菜,煮1 min,出锅前加入适量盐,淋入3～5滴香油,撒上葱花即可。

（3）功效 健脾和胃,调节肠道。

（4）解析 紫菜富含膳食纤维,有利于肠道健康,其所含氨基酸种类多,数量大,除含多种微量元素,同时含有二十碳五烯酸、亚油酸、亚麻酸等。紫菜性寒,味甘、咸,归肺经;具有化痰软坚、清热利水、补肾养心的功效。腐竹蛋白质、谷氨酸、磷脂含量高;谷氨酸对人体脑部的发育有良好的作用;磷脂成分有降低血液中胆固醇含量的作用。

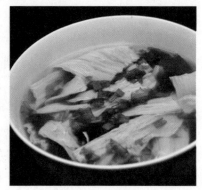

紫菜腐竹汤

三、中医膏方调理

小儿机体不够成熟完善,御邪能力较弱,抗病能力不强,针对体质虚弱、患有慢性疾病的儿童,膏方适用,并且有其广泛的应用价值。

1. 什么是膏方

膏方又叫膏剂,是在大型复方汤剂的基础上,根据人的不同体质、不同临床表现而确立不同处方,经浓煎后掺入某些辅料而制成的一种稠厚状半流质或冻状剂型。处方中药物尽可能选用道地药材,全部制作过程操作严格,只有经过精细加工的膏方最终才能成为上品。因此,首先,膏方的优势不在于滋补,而在于选材优质和工艺精良;其次,膏方的重点不是因人施补,而是因人施调,尤其是一段时间持续稳定的调理。

2. 儿童膏方是否容易上火,是否大补

名中医秦伯未老先生曾说"膏方非单纯补剂,乃包含救偏却病之意",儿童膏方治疗非纯补滥补,为清补结合,补益治病同步。

3. 膏方会不会导致性早熟

膏方本身不会导致性早熟,其根据每个患儿体质针对性纠正阴阳失衡。性早熟的发生主要还是不健康的生活饮食习惯导致,比如开夜灯睡觉,过食含激素类的食品或保健品等。已经有性早熟或肥胖、代谢综合征的儿童不适宜吃膏方。

4. 哪些小儿适宜服用膏方

(1)4周岁以上小儿,见形瘦面黄,食欲不振,身材矮小,大便溏薄者。

(2)反复呼吸道感染者,包括经常感冒咳嗽,或多次罹患支气管炎、肺炎的患儿。

(3)支气管哮喘反复发作的患儿。

(4)过敏性疾病、汗证、遗尿和生长发育迟缓的患儿。

(5)急性病或慢性病后体质虚弱,如患肾脏病、心肌炎之后的患儿。

5. 小儿膏方调理有何注意事项

(1)可至医院由中医医师进行体质辨识。

(2)并非所有患儿刚来膏方就诊时就直接进补,若遇部分患儿舌苔厚腻、纳谷欠馨,或者咳嗽未愈,喉中痰多,余邪未尽者,专家会予以"开路药"(汤剂或颗粒),预防膏方滋腻碍胃。

(3)膏方服用过程中,若遇感冒或急性感染、哮喘发作、呕吐腹泻等,需暂停服用。

(4)服用膏方期间,不能进食刺激性、过于油腻辛辣的食物,不宜与牛奶同服,需要间隔半小时以上。

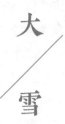

大 / 雪

二十四节气 | 大雪　防流感

《雪诗》　唐·张孜

长安大雪天，鸟雀难相觅。

其中豪贵家，捣椒泥四壁。

到处爇红炉，周回下罗幂。

暖手调金丝，蘸甲斟琼液。

醉唱玉尘飞，困融香汁滴。

岂知饥寒人，手脚生皴劈。

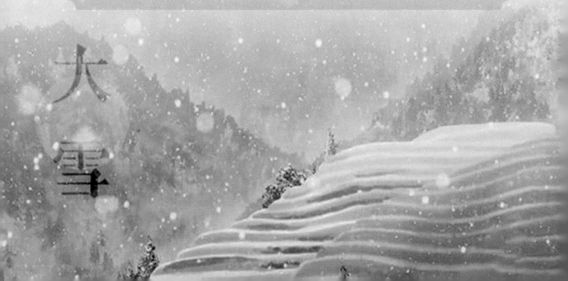

《月令七十二候集解》说:"大雪,十一月节。大者,盛也。至此而雪盛矣。"大雪,顾名思义,雪量大。大雪时节,万物潜藏,人体的肾精需顺应时节封藏在体内。

一、中医调护推荐

肾是先天之本,与四时之冬季相应,阳气潜藏于内,脾胃是后天之本,因此大雪调养贵在温补脾肾。

1. 注意防寒保暖

大雪节气,意味着将要进入隆冬时节,御寒成为头等大事。儿童一些疾病的发生,与不注意保暖有很大关系。

2. 宜早睡晚起

早睡以养阳气,迟起以固阴精。大雪时节,万物潜藏,要在"藏"字上下功夫。

3. 防寒保暖尤其要护脚

在大雪时节除了穿袜、棉鞋等防寒保暖外,尚可每日用中药煮水沐足,如家常用的花椒、生姜、艾叶,取适量沐足能起到很好的护脚作用,且人体脚底有很多重要的穴位,沐足可以刺激相应的穴位从而起到保健养生的功效。

4. 小儿推拿

如清补脾经、补肾经、按揉外劳宫等起到温补脾肾保健的功效。

二、膳食推荐

1. 栗子烧鸡

(1)食材　鸡腿900g,板栗200 g,料酒2勺,酱油1.5瓷勺,葱、姜、盐、白糖适量。

(2)制法

第一步:鸡腿切块。将去壳的板栗入锅煮4min左右捞出沥干备用。

第二步:锅中放油,油的量可以稍多点,放入板栗炒到表面变色后捞出备用。

第三步:将余油再次烧热,放入葱姜片爆香,倒入鸡块翻炒。

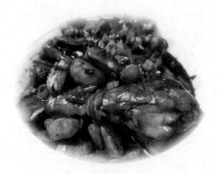

栗子烧鸡

第四步：待鸡块表面微黄后调入料酒、酱油、盐，少许白糖，加入板栗。

第五步：倒入开水，大火烧开后转小火，盖锅煮20min左右。再大火收干水分，撒入葱段即可。

（3）功效　养胃健脾，补肾强筋。

（4）解析　板栗性温味甘，归脾、胃、肾经，养胃健脾，补肾强筋，活血止血。注意板栗食过多容易阻滞脾胃，故消化不良、食积者不宜多食。

2. 山药芡实排骨汤

（1）食材　山药、芡实各100g，排骨200g，姜2片，陈皮少许，盐适量。

（2）制法

第一步：将山药洗净切块，芡实、陈皮洗净备用，排骨洗净切小块待用。

第二步：汤煲中加入500ml清水，放入所有原料用武火煮开，再调至文火煲2h，放盐调味即可。

（3）功效　健脾补气。

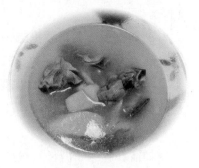

山药芡实排骨汤

（4）解析　排骨有健脾胃、益肺肾、补虚的作用。芡实含有钙、核黄素、磷、尼克酸、灰分、钠、镁、铁、锌、蛋白质、硒、铜、锰、膳食纤维、硫胺素等营养素。此汤较为平和，一般人群均适合，尤其适合气虚脾虚的儿童。

三、流行性感冒

1. 什么是流行性感冒

流行性感冒简称流感，是由流感病毒引起的一种急性呼吸道传染病。流感病毒分为甲、乙、丙(又称A、B、C)三型，又分为很多亚型。因为流感病毒亚型多样，结构多变，突变频繁，使大部分的人没有相应的免疫力，所以容易造成一定范围的流行。免疫力相对较弱的儿童更容易被感染而发病。

2. 流行性感冒与普通感冒的区别

普通感冒是由鼻病毒、冠状病毒或呼吸道合胞病毒等引起的非传染性疾病,季节性不明显,通常不发热,无寒战,几乎很少有全身症状和并发症,并且病程短(1~3d),病死率很低。

而流感有明显的季节性和传染性,一般冬春好发。儿童感染流感病毒后表现为急性起病、发热(可达39~40℃),伴畏寒、寒战,还会出现头痛、肌肉和关节酸痛、乏力、食欲减退等全身症状。严重的患儿还会有中耳炎、肺炎、心肌炎、脑膜炎或脑炎等并发症。

3. 流行性感冒的预防

注射疫苗是预防流感最有效的措施,可以明显减少儿童流感的发生。目前国产流感疫苗安全、有效,可用于≥6月龄人群接种。除了接种流感疫苗,还应该做到:

(1)注意空气流通 保证室内环境清洁,空气清新,做好通风工作,同时要有效预防烟尘。

(2)个人防护 注意个人卫生,经常使用肥皂和清水洗手,不随地吐痰,在咳嗽或打喷嚏时用纸巾捂住鼻口,尽量少去人流聚集的地方,出入人员密集的场所应佩戴好口罩。

(3)养成良好的个人生活习惯 多吃富含维生素C的水果、蔬菜和营养丰富的食品,保证足够的睡眠,多饮水,多锻炼,增强体质,提高免疫力。

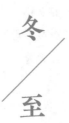

冬／至

二十四节气|冬至　温脾肾,缩小便

《冬至》 贵谷子

日照数九冬至天,清霜风高未辞岁。

又是一个平衡日,子线从南向北回。

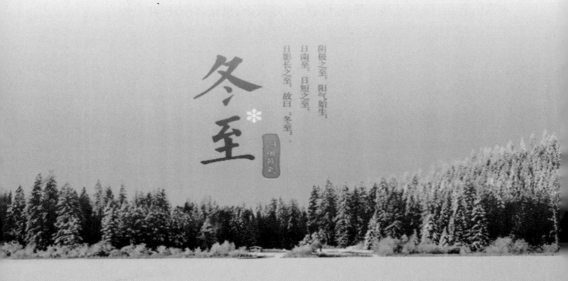

冬至,是四时八节之一,我国多数地区都将从这一节气开始进入一年中最冷的时节,也就是所谓"数九寒天"。冬至都有哪些民俗?一是数九,民间以"数九"计算寒天,即从冬至这一天起,每隔九天为一个"九",共分成9个"九",81天之后便进入春天。二是吃饺子或汤圆。三是进补,冬至时节适当进补,营养物质易于吸收储藏,进而发挥更好的作用。

一、中医调护推荐

冬至后,气温寒冷,儿童的衣食住行要做出相应调整,注意防寒保暖;同时要注意室内通风换气,减少和抑制病菌病毒繁殖扩散;饮食上适当多吃补益身体的食物,如莲子、芡实、薏苡仁、赤豆、银耳等。

冬至后的进补需注意以下三点:

一忌虚实不分。中医认为"虚者补之"。虚则补,不虚则正常饮食便可,应分清补品的性能和适用范围是否适合孩子。

二忌慕名进补。鸡汤、牛肉等高蛋白质食物富含营养,但对人体也是一定的负担,平素消化不良、脾胃虚弱的孩子,不宜过多食用。

三忌无病进补。无病进补,胡乱用补品,任何补品药物服用过量都会对身体造成损害。

二、膳食推荐

1. 芋头莲子粥

(1)食材 芋头20g,莲子(去心)10g,陈皮2g,粳米50g,冰糖适量。

(2)制法

第一步:将芋头、莲子、粳米洗净,芋头切块。

第二步:将以上原料加水炖煮至软糯后加陈皮、冰糖至冰糖融化即可。

(3)功效 补中健脾,养心安神。

(4)解析 芋头口感软糯香甜,具有补益脾胃、化痰散结、润肠通便等功效。莲子性

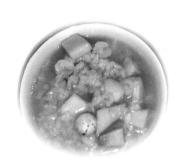

芋头莲子粥

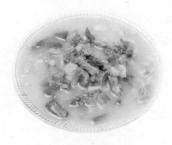
山楂陈皮炖羊肉

平,味甘、涩,归脾、肾、心经,能补脾止泻、益肾养心。

2. 山楂陈皮炖羊肉

(1)食材 羊肉250g,白萝卜100g,山楂6 g、陈皮3 g,葱、姜、生抽、老抽、冰糖、料酒、油、盐适量。

(2)制法

第一步:将羊肉洗净切块焯水,白萝卜洗净切块,葱姜洗净切片。

第二步:油锅,小火放入冰糖,炒至冰糖溶化冒泡,加入羊肉翻炒至上色。

第三步:放入葱姜翻炒,加少许生抽、老抽和料酒翻炒均匀,加入适量清水,烧开后,加入萝卜块、山楂、陈皮,放适量盐调味。

第四步:中小火炖至羊肉软烂,收汤出锅。

(3)功效 温中祛寒,补益气血。

(4)解析 羊肉性温味甘,能补血益气、温中御寒,非常适合冬令进补。陈皮能理气健脾,山楂能消食健胃,两味药食同源,气味温和,对消积化滞有很好的作用,又能开胃,与肉同煮也不会影响其口味。

3. 乌鸡百合汤

(1)食材 乌鸡肉100 g,干百合10 g,红枣3枚,盐适量。

(2)制法

第一步:将干百合、红枣洗净,温水浸泡10min。

第二步:乌鸡肉切块焯水。

第三步:锅中放入乌鸡、百合、红枣并加水500ml、盐适量,炖煮至鸡肉软烂。

(3)功效 补肾健脾、滋阴润肺、养心安神。

(4)解析 乌鸡性温,能滋阴补肾、养血益肝;百合性凉,能养阴润肺,清心安神;红枣性温,能补中益气,宁心安神。如此搭

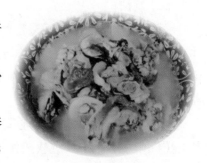
乌鸡百合汤

配寒热适中,温补又不会太辛热,尤其适合冬天给脾胃虚寒的孩子喝。

三、小儿遗尿

1. 什么是小儿遗尿

一般情况下,孩子在 3~4 岁开始控制排尿,如果 6 岁以后还经常性尿床,每周达 2 次以上并持续达 6 个月,医学上称为"遗尿症",在我国男孩患病率较高。小儿遗尿分为原发性和继发性,原发性遗尿是指小儿从小至就诊时一直有遗尿,而继发性遗尿是指小儿曾经停止遗尿至少 6 个月,以后又发生遗尿。排除疾病引起尿床的原因,原发性遗尿确切病因尚不清楚。

2. 症状表现

小儿遗尿以原发性遗尿占大多数,其中尤以夜间遗尿最常见,且以男孩多见;夜间遗尿者约有半数每晚尿床,甚至每晚遗尿 2~3 次,白天过度活动、兴奋、疲劳或躯体疾病后往往遗尿次数增多,日间遗尿较少见。遗尿患儿常常伴夜惊、梦游、多动或其他行为障碍。

3. 如何护理

(1)排尿中断训练 鼓励孩子在每次排尿中间中断排尿,自己从 1 数到 10,然后再把尿排尽,这样能训练并提高膀胱控制排尿的能力。

(2)忍尿训练 白天让孩子多饮水,当有尿意时,让他忍住尿,每次忍尿不超过 30min,每天训练 1~2 次,使膀胱扩张,增加容量,从而减少夜间排尿的次数。

(3)定时训练 掌握尿床时间和规律,在以往晚间经常尿床的时间,提前半小时用闹钟结合人为叫醒,让其在室内来回走动,或者用冷水洗脸,使其在神志清醒状态下把尿排尽,目的也是有助于建立条件反射。

(4)家长要及时发现孩子尿床 督促孩子排空残余尿,擦干局部,更换内裤及干床处理。

(5)总结记录 家长每天记录尿床的原因、次数,在日程表上对尿床、不尿床都做个记号,每周总结一次,找出原因,当孩子有进步时应给予鼓励。

(6)争取晚上少喝水 睡前两小时尽量不饮水,睡觉前排空膀胱内的尿液。

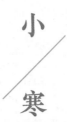

二十四节气|小寒　防寒保暖

《咏廿四气诗·小寒十二月节》　唐·元稹

小寒连大吕,欢鹊垒新巢。

拾食寻河曲,衔紫绕树梢。

霜鹰近北首,雊雉隐聚茅。

莫怪严凝切,春冬正月交。

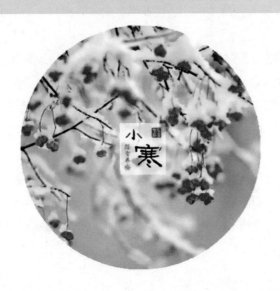

俗话说"冷在三九",小寒节气正处在"二九"和"三九"期间,因此进入小寒也意味着进入一年中最冷的时候。

这个节气最主要的特点是冷,北方是寒冷,南方是湿冷,所以最基本的防寒,家长一定要做到位。小寒养生基本的原则仍是《黄帝内经》中"春夏养阳,秋冬养阴"。冬日万物敛藏,养生应该顺应自然界收藏之势,收藏阴精,使精气内聚,以润五脏。

一、中医调护推荐

1. 护头

"头为诸阳之会",所有的阳经都上达于头部,头部特别容易受寒,寒又为百病之源,头部长期积累寒气,容易导致疾病的发生。这个节气外出,尤其要注意头部保暖,外出记得戴帽。

2. 暖脚

"百病从寒起,寒从脚下生。"脚上有人体六条经络,足部受寒势必影响内脏,可引致小儿疲劳、腹痛腹泻、感冒、关节疼痛等。首先不能赤脚,要穿好袜子。家长也可以在睡前帮小朋友搓脚心100~200次,以温补阳气。睡前可以泡脚,保暖驱寒气。

3. 注意事项

"要想小儿安,三分饥与寒。"保暖但忌穿着太过严实,降低了机体对外界环境温度变化的适应能力,反而容易生病。

天气寒冷,小朋友长期处于室内,家长要注意定时开窗通风。空调温度不宜过高,注意让小朋友多饮温水,可适当使用加湿器以防燥。

二、膳食推荐

1. 核桃仁饼

（1）食材　核桃仁50g,面粉120 g,牛奶200ml,黑芝麻10 g,鸡蛋1个,油适量、盐、糖备用。

（2）制法

第一步:核桃仁放入锅中炒熟,用擀面杖碾碎(也可以用料理机打碎)。

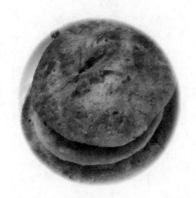

核桃仁饼

第二步:面粉倒入盆中,加入鸡蛋、黑芝麻、核桃仁,慢慢加牛奶搅拌均匀(根据个人口味加入适量糖或盐),搅成糊状即可。

第三步:油入平底锅烧热,放入一勺面糊,用饼铲摊平,煎至两面微黄即可。

(3)功效 补肾御寒,润肠通便。

(4)解析 核桃仁性温味甘,归肺、肾、大肠经,具有补肾健脑、润燥滑肠的作用,同时有活血、祛瘀的功效,对止咳也有一定的疗效;核桃仁中所含维生素E,具有润肺、黑发的作用;核桃仁中含有较多的蛋白质和不饱和脂肪酸,能滋养脑细胞、增强脑功能。

2. 栗子山药小米粥

(1)食材 栗子 20 颗,山药 60 g,小米 80 g,枸杞子和冰糖适量。

(2)制法

第一步:小米淘洗净,铁棍山药去皮切成小块,枸杞子洗净。

第二步:用刀在栗子的顶端切十字花刀,冷水入锅煮沸 3 min,再关火焖 3 min 左右,之后好剥栗子皮。

第三步:把小米和山药、栗子放入电饭煲,加入适量清水,按煮饭 30 min。

第四步:出锅前 5 min 放上枸杞子即可,还可按个人口味放入冰糖。

(3)功效 健脾养胃,补气益气。

(4)解析 栗子性温味甘,富含不饱和脂肪酸、维生素和多种矿物质,其中核黄素对日久难愈的小儿口舌生疮和成人口腔溃疡有益。山药性平味甘,有健脾胃、补肺肾的作用。小米为"肾之谷",在谷物中具有最强补肾功能,味甘、咸,归脾养胃,有助于消化代谢。

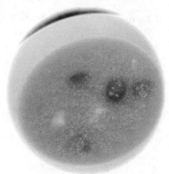

栗子山药小米粥

3. 鱼头炖萝卜

（1）食材　鱼头1个大约1100g，姜5片，白萝卜1个，大蒜瓣5瓣，小葱7根，料酒3勺、鸡精、花椒和盐适量。

（2）制法

第一步：鱼头洗净对半切开。萝卜洗净切片。小葱切成葱花。

第二步：锅里加入比平时炒菜多一点的油，大火烧热，转成小火放入鱼头，中火将鱼头两面煎至金黄。

第三步：加入姜片、蒜瓣爆香提味，加入料酒，加开水到鱼头高度3/4的位置。

第四步：盖锅大火熬煮，等水分收至一半，加入萝卜片，继续用大火炖煮。

第五步：水分快收干时加入盐，煮到汤汁收干时加入鸡精、葱花，关火起锅。

（3）功效　理气消食，利尿通便。

（4）解析　白萝卜色白，性平，味甘、辛，归肺经，具有下气、消食、解毒、生津的作用。"冬吃萝卜夏吃姜"，萝卜是非常适合寒冷节气食用的养生蔬菜，可以润喉、开胃。多吃萝卜对消化很有好处，其辛辣成分能促进胃液分泌，调理胃肠功能。白

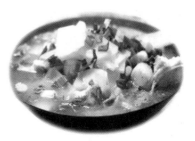

鱼头炖萝卜

萝卜中的维生素C可以帮助消除体内的废物，促进身体的新陈代谢。

三、风寒咳嗽

1. 什么是风寒咳嗽

寒冬节气冷空气最为频繁，风寒邪气侵袭，或从口鼻而入，或从皮毛而受，肺气壅遏不宣，清肃之令失常而咳。主要症状是咳嗽，咽痒，痰稀薄色白。常伴有头痛，鼻塞，眼痒，喷嚏，恶寒无汗，全身酸痛等。

2. 咳痰的家庭护理

（1）多喝温水。

（2）家长必备的拍痰技巧

§拍痰方式

手指并拢，手掌弯曲成杯状，手腕放松，以2下/秒的节奏拍打孩子背部，一个部位拍3~5min，每天3~4次。

§拍痰姿势及部位

利用体位引流帮助排痰。

① 坐位：坐位时，人稍稍前倾，拍击脊椎两旁的上背部，利用重力原理，引流上方支气管痰液至主气管。

② 侧位：侧躺时叩拍腋窝下肋骨，利用重力原理，引流中间支气管的痰液至主气管。

③ 趴位：在宝宝腹部放个枕头，使之呈臀高头低状态。叩拍肩颊骨尖端下方位置，利用重力原理，引流下方支气管痰液至主气管。如果宝宝喉咙口有痰，可以在趴位的基础上，按揉天突穴，帮助宝宝将痰吞下或咳出。

§拍痰注意事项

① 在饭前1h或饭后2h之后进行，以避免呕吐。

② 拍痰应轻柔，切忌暴力。注意避开胃、肝、肾等重要器官。

③ 可以做些雾化或热蒸气熏蒸，帮助痰液变稀排出。

④ 在拍痰时，如果宝宝会咳嗽的话，让他（她）主动配合咳一咳，可以事半功倍。

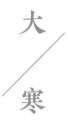

大／寒

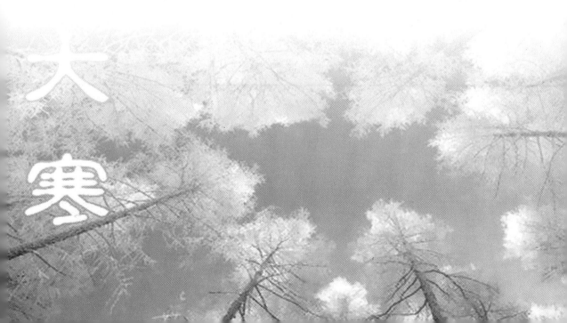

二十四节气｜大寒　温中散寒

《苦寒吟》　唐·孟郊

天寒色青苍，北风叫枯桑。

厚冰无裂文，短日有冷光。

敲石不得火，壮阴正夺阳。

调苦竟何言，冻吟成此章。

《授时通考·天时》:"大寒为中者,上形于小寒,故谓之大……寒气之逆极,故谓大寒。"大寒是一年中的最冷时期,风大,低温,地面积雪不化,呈现出冰天雪地、天寒地冻的严寒景象,所以在饮食起居上要注意保暖,尤其是腹部的保暖。

一、中医调护推荐

1. 避免寒凉的食物

大寒节气气温寒冷,应避免进食寒凉食物,如冷饮、瓜果类,会损伤脾胃,造成腹痛、呕吐和泄泻,胃口也会受到影响。

2. 忌过度进补

小孩属纯阳之体,进补要适当。有些补品的过早或过量服用可能会诱发小孩早发育,影响日后生理及心理的正常发育。

二、膳食推荐

1. 生蚝枸杞子炖蛋

(1)食材 生蚝若干枚,鸡蛋2个,葱花少许,枸杞子若干枚,麻油、酱油适量。

(2)制法

第一步:将生蚝处理干净,沥干水分。

第二步:取两个鸡蛋打散,放少许温水混合,鸡蛋液过筛倒入碗中。

第三步:将鸡蛋液上锅中小火蒸10min。

第四步:待鸡蛋液凝固,将洗净的生蚝置于鸡蛋羹上,点缀少许葱花及枸杞子,再上锅蒸5min;

第五步:取出后,淋上少许酱油、麻油,即可。

(3)功效 补益气血,调和阴阳。

(4)解析 生蚝"养血,补血,滋阴",其具有富含牛磺酸、锌、硒的特点;低脂肪、低

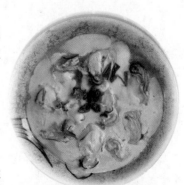

生蚝枸杞子炖蛋

胆固醇,含有一定量的高度不饱和脂肪酸、无机盐、维生素。枸杞子"久服轻身不老、耐寒暑",其丰富的枸杞多糖是一种水溶性的多糖,具有促进免疫、抗衰老、抗肿瘤、清除自由基、抗疲劳、抗辐射、保肝、保护和改善生殖功能的作用。

2. 白萝卜骨头汤

(1)食材　生姜片10 g,白萝卜200 g,筒骨500 g,盐5 g。

(2)制法

第一步:筒骨冲泡血水后洗净。

第二步:萝卜削皮洗净切成半圆块备用。

第三步:备汤锅,煮开水,放入姜片,将筒骨放入煮沸的开水中煮开后撇去血沫。

第四步:沸腾后转小火,加盖熬煮1 h后,放入萝卜后转大火,沸腾后转小火熬15 min。

第五步:加入盐,关火盛出即可。

(3)功效　补肾益气,行气和胃。

(4)解析　猪骨性温,味甘、咸,归脾、胃经,有补中益气、养血健骨的功效。白萝卜在

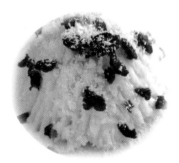

白萝卜骨头汤

我国民间被誉为"小人参",其含有的淀粉酶及各种消化酵素,能分解食物中的淀粉和脂肪,促进食物消化,抑制胃酸过多,帮助胃蠕动。

3. 蔓越莓干山药泥

(1)食材　蔓越莓干20 g,山药2根,白糖适量。

(2)制法

第一步:将山药洗净,去皮切段。

第二步:将山药段放入蒸锅中,蒸30 min。

第三步:将蒸熟的山药段和白糖混合,碾压成泥。

第四步:将蔓越莓干拌入山药泥中。

(3)功效　益气健脾和胃。

蔓越莓干山药泥

（4）解析　山药性平味甘,归肺、脾、肾经。它的作用缓和,不寒不燥,补气而不滞,养阴而不腻,平补三焦气阴。

三、小儿腹痛

小儿腹痛是指胃脘以下、脐之四旁及耻骨以上部位发生的疼痛,是儿童时期的常见病和多发病。其中因腹部受寒引起的腹痛较多,治疗原则为温中散寒,理气止痛,以下推荐一些护理方法。

1. 穿着保暖

建议对于月龄较小的宝宝,白天活动时或晚上睡觉时,可以穿戴一个小肚兜,或者是护肚裤、高腰裤、连体衣避免腹部着凉。对于大宝宝来说,宜上衣稍长,将腹部完全盖住,衣服塞到裤子里,避免腹部外露而受凉。

2. 应用小儿敷贴驱寒保暖

选用温中散寒的中药,如公丁香、白豆蔻、肉桂、白胡椒等药粉,取适量黄酒调成糊状,敷于脐中,再外贴纱布固定,每日一次。

3. 小儿推拿巧应用

可采用补脾经、揉中脘、按揉足三里等推拿手法。